陳君潔 著

喝水法

最高!!

台灣首席品水師
教你正確喝水，
改善健康與生活

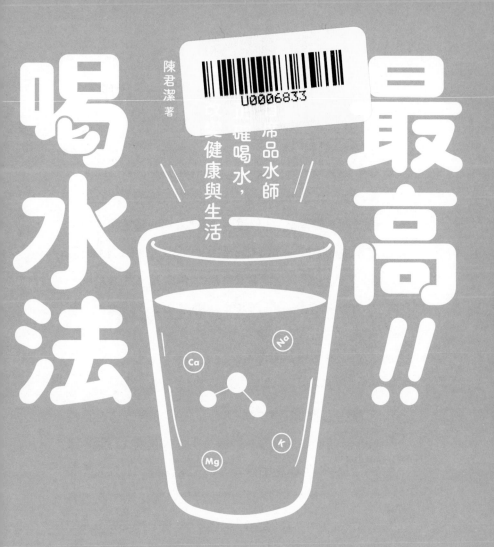

喝水，是需要學習的生活習慣和技巧

推薦序｜**李源德醫師**　台大名譽教授，前台大醫院院長

從醫學談「健康水」的人生——代序

《紅樓夢》男主角賈寶玉說：「女人是水做的，男人是泥做」，主要比喻女人溫柔，男人剛強。真正的醫學道理無關性別，男女的結構絕大部分都是水做的。在人生的不同生長時期，體內含水量隨年齡增長而減少，一般而言，嬰兒體內的含水量遠比成年人為高，大約占身體重量的 76% ～ 80%；及至成長後，正常人體女性的含水量為 46% ～ 57%，而男性為 52% ～ 59%，男性較女性含水量稍多。

水存在人體的何處才是奧妙，人體有各式功能包括腦，肺、心、肝、腎、胃腸及支撐人類模樣等器官，由數以 30 兆計的細胞組成，紅血球有 26 兆，非血球的細胞有 3 兆，分布在骨頭及結締組織如肌肉各有 7.5%。水存在每個細胞內的含量約有 45%，細胞外的含水量有 55%；細胞與細胞之間，游動穿行細胞內外的水有 2.5%，不要小看這個數字，進出細胞之間，帶動水中的天然礦物質成分，如鈣、鎂、鈉、鉀等人體必需礦物質，有些甚至還有特殊的成分如矽、鐵、碘……等微量元素，以尋求體內平衡（Homeostasis），產生電氣生理變化及新陳代謝生

化變化，才有體能活動的生命力，「水」是生命不可或缺的重要成分。

水分在身體各處流動，用以灌溉各處細胞，賦予所需的氧氣及重要維生營養成分，更將各處細胞代謝後的廢物搬離，流經肝臟、腎臟及肺臟處化解整理，從糞便、尿液及呼吸排出體外，維持人體生態平衡。

水進出人體之間，維持「水平衡」的工程浩大，每天有 3.6±1.2 公升的水分排出體外，其中 900cc 的水分由呼吸吐水氣或由皮膚汗發排泄，扣掉 300cc 因身體代謝產生的水分，無形的脫水有 600cc。如若計量每日水分的需求，要將尿量再加 600cc 計算，才是每天最少限度的飲水量。

為維持人體各組織的「水平衡」，有賴借道大、小動脈、微血管、小、大靜脈等循環相關的血管，從心臟出發，大而小而細，密密麻麻，分佈各組織，其長度有 9.6 萬公里，而地球一圈 4 萬公里，要繞行地球二圈半，再回收心臟，維持循環運作，幾乎每 40 秒可繞行一次，真也勤快。

有效的循環功能在於穩固而充滿的水量及各式生命必需的元素，才有生理的意義。由細胞組成的各別器

官，有賴蛋白、電解質、適當的酸鹼度、各類賀爾蒙及細胞素，在正常體溫下完成各別組織的生理任務。為了活下去，人類會有「口渴」的生理信號反應，迫使個人飲水的動作。

「口渴」的信號都在細胞脫水或血量不足的情況下發生，先啟動下視丘（Hypothalamus）的滲透壓感受器（Osmoreceptor），該處有豐富血管密佈，處於大腦的室周器處（Circum-ventricular organ）的上眼（Supro-optic）及腦室旁核（Paraventricular nucleus），製造舊稱「抗利尿激素（Anti-diuretic hormone）」，新稱「精氨酸血管加壓素（Arginine vasopressin）」，而減少腎臟排尿，解決身體水量不足的現象。站在醫學角度，測定精氨酸血管加壓素的多寡是科學的根據，只是檢驗過程繁文縟節不切實用。臨床觀察如若有腎泌尿結石或細菌感染，多為攝水量不足，應鼓勵多喝水。依據醫學會推薦，每天維持 2000 ～ 2500cc 尿量，可做為每天最低飲水量的參考數據。

糖尿病及慢性腎臟疾病的發生或惡化，有謂與攝水量有關，近年研究指出，精氨酸血管加壓素攸關糖尿病及新陳代謝疾病的發生或病況的加重，因可經其與肝臟的糖質新生（Gluconeogenesis）及肝糖生成

（Glucogenosis），也可在胰臟產生胰高血糖素及胰島素，在腎上腺皮質產生糖質新生。多喝水分，可減少精氨酸血管加壓素的產生，改善新陳代謝相關的疾病。

隨著年齡增長，老人族群的身體及細胞內水分逐漸遞減，促使細胞內生化的同化作用偏低，減弱的肌肉力量，產生肌少症，老人虛弱無力接踵而致，容易造成意外跌倒。此外，老年癡呆多見也與腦容量減少有關，腦組織原有會水量已較其他器官為少，一旦缺水，易見對神經有關的認知及體能活動障礙。因此，應鼓勵高齡多喝水，特別有益健康的水，是個養生的課題。

海洋的水雖然佔地球的 97%，其中冰山冰河占 2%，地下水約占 0.58%，湖泊河川只占 0.02%，但適合人類飲用的淡水只占地球水分的 2.6%。有謂地球有 26 億的人口高度缺水，分佈在中東及非洲的沙漠及乾燥地區；其他地區大家以為水俯拾皆是，向來忽視。台灣的缺水排名世界第 18 位，只是今年久旱不雨，大家才警覺缺水。未來的世界有可能發生爭奪水資源的戰爭，因非本文的主題，暫不評論。

依據前述的臨床觀察報告，喝水可減少腎及泌尿膀

胱感染。2010 年歐洲食品安全性委員會（European
Food Safety Agency）建議，健康成人在平常氣溫及
輕中度工作狀況下，宜有 2500 ～ 3500cc 的飲水量。
尤有進之，2020 年一群法國、美國、德國及加拿
大專家建議，為減少精氨酸血管加壓素的產生，建
議 24 小時尿液的滲透壓減至 500 mOsm/Kg、尿液
比重降抵 1.013、尿色清淡或每天至少 5 ～ 7 次的小
便次數時的飲水量，做為「理想飲水量」（Optimal
hydration）。

人的水量需求與排汗量相關，天熱代謝旺盛，必須借
助排汗來降溫，此時飲水要多，如若加上工作間或工
作外的休閒活動，有謂每日需水量可達 6 公升。缺水
超過體重的 2% 時，將降低有氧運動的效能。穿著密
閉的工作服，每小時的排量會高達 2.27 公升，脫水
時將影響決策及認知能力，用心及用腦的高階主管不
能掉以輕心。體重減輕、尿量減少及口渴感覺都是脫
水的現象。

未來的世界有可能缺水，而水又是生命不可或缺的成
分，新的喝水觀念已經逐漸形成，不應拘泥於排尿多
少，補充多少的舊觀念。近日陳君潔品水師出版的
《最高喝水法》，以品水師角度談論水的種類，有淺
層水的自來水（純水、過濾水），又有深層水包括

礦泉水 Natural Mineral Water、泉水 Spring Water、自流井 Artesian sources，更涉及冰山水、冰河水、融冰水、氣泡水、海水及海洋深層水等選擇。她為我們規劃每日至少 1500cc 飲水，晨起 250cc 喚醒，早上 10:30 補充 250cc 提升工作專注力，中餐後 250cc 幫助消化，下午 3:30 又有 250cc 加速工作效率（共 1000cc 舒緩疲勞），下班 6:00 飲用 200cc 緩解飢餓避免飲食過量，晚餐後 7:30 喝 200cc 幫助消化，以及晚餐睡前 9:00 飲用 100cc 預防血液濃稠，頗有養生健康之說。此外，她更且教導大眾將飲水融入生活藝術，非常優雅又健康的人生。快意瀏覽，切中我的不少昧知，非常有益健康生活。於是特別從醫學角度談論飲水與健康，為文作序與大家共賞。

— 2021/08/25

你今天喝水了嗎？

「你今天喝水了嗎？」
這句話，是我現在問候朋友的開場白。

在成為品水師以前，我其實是對喝水無感的一族；只要沒有感覺到口渴，一整天不喝水也覺得無所謂。偶爾想喝點東西，也會選擇喝飲料，畢竟台灣琳瑯滿目的手搖飲，選擇多、口味好，超級誘人！尤其是喝了帶著甜味的飲料，更覺得紓壓，可以暫時從忙碌的日常喘口氣！跟朋友在一起時，大家喝著各種特色咖啡和飲料，也很少有人會選擇喝水，畢竟追求休閒感的時代，一杯手沖咖啡、文青手搖飲才是跟得上潮流。

不愛喝水不僅是因為我根本沒有感覺到口渴，就算偶爾想喝水，也因為水常帶有特殊的味道或氣味，而一點都不想多喝。除非天氣炎熱及運動流汗感到口乾舌燥的時候，或是吃到了口味太鹹的食物卻沒有別的飲品選擇之外，水，總是我解渴的最後選擇。我想，這不只是我的經驗，也是許多人的寫照。

就這樣生活了幾十年，雖然沒覺得有什麼不對勁，但

隨著年齡、日常生活瑣事增加，身體開始發出各種小訊號，例如水腫、代謝不好，我卻仍舊以生理狀態改變或是壓力來自我合理解釋。即使心裡知道這些小問題可能起因於生活作息不正常，卻沒有仔細探究過原因，甚至沒有想過——我們是否有滿足每天基本的生命需求？我們每天給予自己身體的養分是那些呢？

對於喝水，我們真的了解得太少，還有許多迷思！就像年輕時的我，不但不知道喝什麼水、喝多少水，還以為照著長輩教導我們的，多吃水果、多喝湯就是多攝取水分的方式，卻不知道不但攝取的水分不夠，更吃進過多的糖分與鹽分。我也曾為了追求健康，好奇的嘗試過許多不同的「替代水」，像是加入發泡錠、使用各種改變水質的機器、濃縮果汁調味水等等。也曾試過喝濃茶、黑咖啡來增加代謝排水，卻總是看不出成效，直到真正學會喝水後，才明白原來身體水腫竟然與喝不夠水有關，現在回想起來，以前的自己竟然連身體缺水還是多水這維持身體運作的基礎都搞不清楚，更別說了解喝水的安全性了。

直到我踏上品水師學習之旅，才知道原來在國外，大家不但重視喝水，了解不同的礦泉水與水質對身體的作用，醫師為病患開立的處方箋居然有「水」這個項目！可見除了「身體 70% 是水，所以要多喝水」這

種老生常談外，喝水有更多的學問，不但要喝足量，還要喝對種類、喝對時間！老年人、小孩子、各種疾病亞健康者……每個族群補充水分的方式都不盡相同。

學習品水的決定，起源於我從小就特別關心水資源，希望能透過接近水來發掘自己能為水資源貢獻的事。同時，我也希望能給自己天生就敏銳的味蕾一個新的挑戰，我相信學習分辨水的口味，我可以更敏銳的辨別其他餐食、酒類的味道，只是沒想到這趟品水的旅程不僅滿足我的學習初衷，更藉由我對水的全新視野，尤其是水對於身體的影響，超乎我的想像。我的品水收穫不只是口味上的分辨，更透過喝進不同質地的水，而有調節身體的作用，一樣看起來透明無色的水，因為運用方式不同，而對身體產生不同的效益，讓我一頭栽入透過喝水提升健康的研究裡。

現在我最喜歡也最重要的工作就是推廣品水相關的知識：包含如何品味水、創造搭配餐食、飲水安全，以及透過喝水來提升生活質感，引導大家了解喝水的各種奧秘，了解水如何在生活與健康中扮演重要角色。同時更學習如何為每天喝的水把關，學習怎樣為自己與家人挑選適合的飲用水、如同挑選促進身體健康的飲食一樣！這本書也將從我的學習研究和品水經驗，

分享喝對水、喝好水，與品鑑水的方法，讓大家透過
品嚐水的細節，提升喝水的品味及品質，讓你每天喝
到的每一杯水，都替健康與生活質感加分！

開啟與「水」的特別連結

特別連結

1 品水的起點

小時候的我與大部分的人一樣，對於喝什麼水並沒有特別在意，但是我的家庭很重視喝水品質，養成了日後我對喝水的挑剔。由於母親是護理人員，許多親友也從事醫療相關行業，所以一開始對水質的重視是出自於對腎臟的保護。加上家住南部，自來水中夾帶的氣味比較重，因此從我有記憶以來，家裡就有特別裝置淨水設備。

從小我的嗅覺與味覺就特別敏銳，時常喝不習慣家裡以外的水。外出在餐廳吃飯，即使大家都覺得餐廳提供的水很正常，我偶爾還是會聞到餘氯或是雜質的味道，所以總是會避開白開水，選擇以其他種類的飲料替代。以前總覺得家裡的水特別好喝，特別甘甜，外出喝水也堅持只喝家裡帶的水，即使喝光了，也要忍到回家才喝水。現在想想，原來我從小時候就在品水了！

非洲孩子與兒時的我

讀小學時無意間看過一張海報上的圖片：一個非洲孩子坐在一灘淺淺、混濁的水窪前，抱著一個容器，準備把少得可憐的濁水裝入不成比例的大水壺。那孩子

清澈無辜的雙眼,散發著無奈與無助。這畫面瞬間震撼了還是孩童的我,至今仍鮮明的留在我的腦海。

這樣髒髒的水可以喝嗎?喝了會不會生病?水窪的水量裝不滿一整壺,夠全家人喝嗎?不夠喝怎麼辦?水是維持生命的重要元素,沒水喝怎麼生活呢?我們平日的生活根本離不開水呀!水不只用來解渴、延續生命,平日要是無法洗衣、洗碗、洗手、洗澡或是沖馬桶,會有多困擾?在乾旱季節要是必須限水幾天都覺得如臨大敵,更何況長期處於缺乏水源的狀態?這樣的生活讓我根本無法想像!因水而生的疑問充滿我的腦袋,在網路不發達的年代,我緩慢的尋找答案。

後來我才知道,非洲的水源取得不易,除了特定的地區會有季節性的降雨外,許多區域乾燥無雨,加上高溫日照,水氣容易蒸發,不易累積水分。雖然有些地區會有地下水,但是在從前資訊有限的情況下,當地人也沒有自己鑿井的技術與能力,水源便總是匱乏。當地居民通常需要長途跋涉超過一個小時以上,才能至「鄰近」的取水點汲水,遙遠的路途不但迫使許多孩童為了幫忙家庭取水而耽誤學業,更常在取水的路上遭遇危險、甚至賠上性命。此外,許多水源點的衛生條件差,水源中含有的病菌量及汙染過高,即使成功得取飲用水,用來維持性命的生命之泉卻也成為當

地居民生病的主要風險與原因。

當時的我開始思考：每天我們洗手、打掃、洗衣、洗澡，甚至用來沖馬桶的水，都是如此清澈透明！比起非洲小朋友能拿來飲用的品質竟然還高出許多？！生在文明世界的我們實在太幸福了吧！我才發現，我們的生活對水源取得不易的人民來說，簡直太奢侈了。我們每天光是用來清潔的家庭用水，也許都可以拯救一條生命了，當我們使用著乾淨又方便的水源的同時，世界上竟然有人為了喝一口水而在為生命掙扎！我們怎麼可以因為生活用水的取得太方便、自來水打開就能使用，就覺得一切都理所當然呢？有時候看到別人用完水龍頭沒關好而滴下的水滴，我甚至覺得似乎看見某個地方有個脆弱的生命在流逝。這些資訊的衝擊讓當時還在讀國小的我太震撼了，讓我打從心裡對於缺水地區的人們感到十分捨不得。

那張宣導幫助非洲水資源的海報提高了我對水的重視，更讓我從此與「水」結下不解之緣。此後，我把水資源視為寶物，格外珍惜使用，我也在心裡暗自許下了小小的心願：等我長大有能力時，一定要為「水」盡一份心力。

我開始非常注意有關於水的任何事！我把學校推廣節
約用水的活動，視為最需要積極執行的任務。時不
時，我就勸導同學使用適當流量洗手、用水，自動當
起糾察隊默默檢查教室前後水龍頭是否關緊；碰到洗
手間馬桶漏水流不停，更是馬上報告學校老師請人修
理。在我小小的心裡，覺得跟非洲的孩子比起來，我
們連洗手使用的水源都比他們喝的水乾淨多了，怎麼
可以因為取得方便就任意揮霍？「能省則省，珍惜水
源」便成為我日常的小信念。

長大之後，我開始去了解地球整體環境與水資源的息
息相關，地球中海洋占 97%，冰山冰河占 2%，地下
水約占 0.58%，湖泊河川只占 0.02%，所有的淡水只
有地球水分的 2.6%，而我們平常使用的淡水，也都
是透過地球大環境的循環，從雨水落下累積成可用的
水資源。得知這樣驚人的數據，我便更積極了。中學
開始，我參加了以環保為主軸，幫助資源回收的學校
社團，幫忙標示及歸類各種可回收物品，希望與同學
藉由一些小舉動幫助維護自然生態，間接保護飲用水
源。

中學、大學的我，想在自己能力範圍多做一點，若能

回饋到水資源的運用上，就讓我覺得生活充實又滿足。不過隨著時間過去，雖然想繼續協助有利水資源的活動，也持續關注水源相關議題，但簡單的節約水源或是維護環境漸漸的沒辦法滿足我想要保護水資源的心願。隨著水資源議題逐漸被看見、擴大，許多都是由工程項目來主導水資源的改變，看在我眼裡，像是既困難又摸不著的項目。那時的我，覺得面對全世界的水源，我顯得特別渺小，不是理工或化學背景的我，怎麼對於我在乎的項目反而感覺漸行漸遠？當我覺得束手無策時，我發現世界上竟然有一種職業叫做「品水師」，這個看似與水有關又讓人摸不著頭緒的神祕工作，馬上引起我的高度好奇，我立刻開始搜尋相關課程，踏上了品水的旅程。

啟程

我考過品酒師，聽過咖啡師，認識品香師，但什麼是品水師？我充滿好奇心的開始搜尋這個字面上看起來需要「水」的工作。才發現，從小到大我關注的水議題都偏向用水的方面，對於人體每天需要「喝」的水，我似乎不夠關心、了解。出於對水的熱情，回想起水為生命根本的原則，我發現關心用水之餘，更需要了解喝水。

發現到「品水師」的這樣的職業，我真是驚喜萬分，

從來沒有覺得有一件事情是這麼打動我、這麼貼近我的初衷！不但跟我最在意的「水」有關，更可以趁機試煉味蕾，我心裡除了覺得太符合我的理想了，也想著：就用個一般人覺得最沒味道的品項，來挑戰一下自己的味蕾吧！如果連滋味最平淡的水都可以分辨出味道的話，那品味其他的東西時，應該就可以更相信自己的感覺了。

我一直覺得自己是個有福氣的孩子，擁有父母遺傳給我敏銳的味覺與嗅覺。中學之後我就在國外讀書，時常想念家鄉味，便自己憑著味覺的記憶，在國外尋找類似的食材與香料，就能拼湊起熟悉的味道，幾乎沒有失敗過。父母喝茶，我也跟著一點一滴的揣摩著聞香、品茶；回國後更是幸運，身邊不藏私的長輩們不只大方的把各種好酒收藏拿出來與我分享，更細心的教導我如何醒酒、品嚐每支酒的各種過程。現在回想起來，這些經歷都替我的品水之路打下了許多基礎，味蕾也累積了不少美味記憶。

在這些美食、茶與美酒的薰陶下，一開始我也從品酒師考起，希望以酒類穩固的知識來建立品嚐的基礎。酒品豐富的口味以及變化，的確替我增加不少經驗，但是正因為酒品種類繁多，隨著開瓶時間變化，能喝到許多特殊的味道。與共同品嚐的朋友聊起來，卻發

現有些細緻而清淡的味道，不是一定能被每個人發現。是我的味蕾有問題嗎？與朋友討論到底是辛辣味還是肉桂味的時候，讓我產生懷疑。一直以來，對於味蕾還算有自信的我，有時也會對自己產生疑問，覺得再怎樣自認為味蕾敏銳，卻也不能是自己說的算數吧！品水的課程，也許可以解答我的疑問。

一開始，我以為品水師與品酒師的工作類似，可能需要了解各個不同產地的水，測試自己可以喝出哪些味道及感受，工作的部分可能也是在餐廳幫忙推薦搭配用餐的飲水。但也因為全世界的品水師數量極少，在當時很難知道詳細的工作項目以及能有哪些發展，更不清楚上課的內容。總之，憑著一股熱情，我像偵探一樣抽絲剝繭，終於查到具有國際公信力的學校：德國杜門斯學院。看了簡介，我才知道要成為一名品水師，不只需要接受味蕾訓練、了解地方風土這麼簡單。其他諸如：水與健康的關係、瓶裝水包裝，甚至飲用水法規等等都涵蓋在課程之內，簡直是超乎我的想像。我發現，原來跟水相關的知識竟然還有這麼多項目可以學習！這更激起了我的好奇心，我開始熱切的想知道，到底品水師喝個水，能和平常的我們有什麼不一樣？為何需要開成一門課程，又是要如何訓練成一項專業。

唯一讓我猶豫的是，上課地點在地球另一端的德國，需要暫時拋開家庭與工作，但從小關心水的使命感以及對於品水師這個工作的強烈好奇心，讓我寄出了報名表，等待回應。這一等竟然等了五個月。

這門課程一年只收 15 人，我到德國後才知道很多同學竟然是連續報名了好幾年才入選，而我竟然幸運的一次就報上了，到現在回想起來都還是十分感謝命運的安排，讓我順利搭上改變人生的這班列車。

後來我發現是因為我有行銷背景的專長讓我順利錄取，許多餐飲業的同學因為同性質的背景，排隊許多年才能報上課程。學校對於全班同學的專業背景，以及全球的人才分佈都有多元的規劃。同學跨足各個專業領域，有廚師、侍酒師、營養師、礦泉水廠老闆或員工、地質學家等等，且來自世界各地。這樣的人才分佈對於我們全班每次的討論提供了廣泛的觀點，甚至討論人種對於味道分辨的特性時，也因為同學中有來自世界各地的各種人種，而創造許多共鳴與火花。

2 從不愛喝水到一天喝四公升

在台灣，不要說我沒有良好的喝水習慣，我根本沒有喝水的習慣！我總是口渴到不行了，才想到要喝點什麼，而水也不是我的優先選擇，手搖飲還更常出現在我的生活中，口渴了來杯微糖紅茶，心情好更要來杯珍珠奶茶。遇到萬不得已沒有飲料可以選擇，手邊只有水的時候，我才會勉強選擇喝水。當然，我也不注重自己喝了什麼水，過濾水、礦泉水、各種包裝水，只要是喝起來沒怪味的水都好，而且我通常會優先選擇包裝看起來漂亮的那瓶。當時的我甚至以為，喝了這些只要是液體成分的飲料，就可以補充身體所需的水分了。

到了德國第一天上課，老師在每個人的位置上放了一個杯子與一瓶礦泉水，從此便開啟了我每日與水為伍的生活。我時常回想，當初我如果知道去上課一天需要喝掉那麼多的水，我恐怕就打退堂鼓了，畢竟當時的我不愛喝水呀！

德國的課程從理論開始，要了解全球水資源分佈，飲用水的形成、取得與種類，這些都在我的想像範圍內，畢竟學習品酒時，也需要學習不同的風土與其特

性、種類等等。在德國我們學習的主要飲用水是礦泉水，讓我感到驚奇的是，天然的礦泉水因為來自不同地形的區域，會根據當地的地質特色，夾帶著各種不同的礦物質。而這些礦物質的成分不但會影響每種礦泉水的口感，也都是身體無法自行製造卻又不可或缺的營養素，對身體帶來不同影響。這樣的資訊簡直太新鮮了、太有趣了，原來喝水也能補充營養！

老師詢問了每位同學的喝水習慣，並且在第一天就埋下伏筆，斷定我們平時喝的水都不足夠，也告訴我們除了透過口腔品嚐水之外，更重要的是要觀察喝了什麼成分的水會與身體產生哪些交互作用，叫我們大家留意上課期間身體的變化，要讓我們透過所有身體的感官，不斷的鍛鍊味覺、嗅覺甚至視覺，不只是用喝的方式來學習「品水」學問。

每天早上我們會選一罐自己最喜歡的礦泉水，用來搭配老師給我們的各種試煉。老師從各種礦物質的味道開始訓練我們分辨它們的特性：鈣、鎂、鈉、鉀、氯……等各種礦物質分開是什麼味道？混和在一起是什麼味道？在口中會有什麼變化及影響？這些都是科學，也是我完全沒有想過的問題！在台灣喝水，我的記憶中只講求乾淨沒有雜質，有這麼多礦物質在水裡面，難道不是雜質嗎？喝下去對身體不會造成負擔

嗎？從小學習的喝水經驗是水中物質越少，越乾淨好喝，這樣的認知在德國竟然不是正確答案，而現在還要學習品嚐這些物質在水中的味道，第一堂課就打破我對喝水的認知了。

抱著半信半疑的態度，我等著接招。可想而知，一開始喝水，除了鈉含量高的水較能嚐出熟悉的鹹味以外，其他的水喝起來都是平淡無味、難以區別。為了加速分辨以及使味蕾產生記憶，老師會用試管裝水，整排六支一組，不斷送來。剛開始，每支水喝起來味道都很相近，需要非常集中精神的一試再試。老師要求所有同學喝完就要馬上舉手回答，全班都會直接看到每位同學的反應與準確率，味蕾不敏銳的同學便會馬上感受到全班的壓力。在這樣高壓的狀態下，大家也只能苦中作樂的幻想，把試管當成一支支調酒在喝。然而，為了要訓練到一喝水就要知道每款水含有的礦物質，時常需要一口一口不斷確認，一款礦泉水就喝掉整整一瓶 500cc 是常有的事，更別說接連嚐試不同品牌的水，中間還得用口味清淡的水清潔口腔，使口腔回歸到最原始無味的狀態。同學們為了提升自己辨識水的準確度，無不把握在德國的機會，除了上課時盡量嚐試老師提供的水之外，下課後還與同學相約去附近超市網羅上課沒有喝到的品牌，趁著在歐洲地區，好好喝遍歐洲大陸的天然風土滋味。

零零總總加起來，一整天喝個四、五公升的水也只是
基本功而已。由於學校是百年的釀啤酒學校，教室後
面的冰箱總是有可以隨意取用、取之不盡的啤酒，課
間也有好吃多樣的德國三明治，每天更有學校專屬的
廚師煮好吃的德式午餐，但同學們光喝水就喝得好
飽，每個人都只能望而興嘆。尤其是男同學總是開玩
笑說：可惜報名的不是啤酒課程，不然可喝過癮了！
到了要考試的時候，大家更是卯足了勁練習，幾乎每
15 分鐘就要去一趟廁所，教室裡僅有的兩間廁所，
隨時都有人在排隊。

上課期間，提升味蕾的敏銳度以及增加身為品水師的
經驗是最重要的事，大家都把握機會再多喝幾杯來自
世界各地不同的水，品味各地特殊地理環境下的結
晶，希望能把世界各地的風味烙印在自己的腦海裡，
也因此發現水的多樣化，讓我從一開始只是好奇、關
心水議題，轉變成對喝水的著迷。也從這時候開始，
我竟然從一個不愛喝水的人，漸漸轉變成一個喝水上
癮的人。

我想像中的喝水沒那麼簡單

課程中除了要讓每位準品水師鍛鍊出敏銳的味蕾，最
重要的是讓每位學員了解各種礦泉水中的礦物質、特

色以及運用方法，成為一位能針對各種生活需求推薦飲用水的品水師。

水中的天然礦物質成分，是對人體有幫助的好東西。這跟我從小家裡追求乾淨無雜質的水完全不同！在台灣，大家都是想辦法把水中雜質去除乾淨，或是如何取得乾淨的泉水，總覺得水中沒有任何物質，才是純淨的象徵，才能補充到水分。但是德國品水課程完全相反：水中帶有的天然礦物質（那些我們台灣人所認為的雜質們），竟然是珍貴的寶物，含量越豐富的越是特別，更是身體運作不可缺少的成分。為什麼在德國視為珍寶的物質，在台灣卻沒受到相對的重視呢？要怎麼使用才正確呢？

了解到礦泉水中的礦物質是人體運作的關鍵成分，對我來說好像開啟了另一扇窗。課堂中我們得學習如何利用這些礦物質來幫助人體運作、配合日常作息，有時更能靠一杯水就解決部分常見的身體狀況。水中的天然礦物質成分，跟平時大家常食用的營養補充品相同，包含鈣、鎂、鈉、鉀等人體必需礦物質，有些水甚至還有特殊的成分例如：矽、鐵、碘……等等。讓我發覺簡單的日常喝水，一點都不簡單，喝水同時進補，喝水等於喝補呢！這樣的發現真是有趣，平時擔心缺乏的身體元素，竟然能透過喝水自然而然的補充

而促進身體健康運作。原來，礦泉水中喝的不是雜
質，是如補品般的寶物！而台灣這麼一個注重進補、
食療以及補充營養品的社會，竟然沒有推廣過這樣天
然又方便的方式來攝取營養，讓我覺得實在不可思
議，也覺得品水的知識超越我的想像！上課中也提到
各種喝水方式，包含時間、份量與方式原來都各有一
門學問，讓我讚嘆德國人的精神，對礦泉水與喝水的
深入研究，心想一定要把這些與生命息息相關的學問
分享給更多人。

3 用生命換來的品水師證照

品水師最辛苦的鍛鍊莫過於分辨水的氣味。氣味存在於水中，非常的淡薄，常被忽略，但又極為重要。為了讓大家加深印象以及記住所有氣味，以便能在未來應付所有狀況，老師會使用些許食用級的化學藥劑溶於水中，成為有蘋果味、青草味、碘酒味、金屬味、舊書味、甚至是腐蛋味、水溝味或垃圾味等等不同氣味的水。為了考試順利過關，我與同學們趁課間不斷的試喝，讓味蕾記住所有的味道，尤其是不熟悉的味道更要多喝兩口。

原本就屬於敏感體質的我，在每天喝下超過 2、30 種來自世界各地、不同成分的礦泉水與十幾種化學調製的氣味水，身體馬上就出現狀況了。第三天放學後，我開始拉肚子，還伴隨著全身的皮膚疼痛、頭痛、骨頭痠痛。我似乎食物中毒了！回想每天喝的礦泉水總類繁多，雖然都是生菌、重金屬在歐盟安全規範可直接生飲的等級，但也全都是直接從產地裝瓶，不經過煮沸與消毒的地下湧泉，而且歐洲大陸的礦泉水礦物質含量高，在台灣也從來沒有如此大量的飲用過多種礦泉水，在喝下多種混合化學藥劑水以及大量不同種類礦泉水的情況下，身體直接的反應就是要罷工了。

就這樣腹瀉了一整晚，伴隨全身疼痛虛脫，整晚睡睡醒醒加上不斷的跑廁所，我整晚都在掙扎：要不要去醫院、明天還能繼續上課嗎？畢竟在異地身體出狀況了，可不是開玩笑的。但是，如果我去了醫院，不知道會花上多久的時間，錯過一天課程，我可能就拿不到證照了！偏偏第四天課程是我最期待參訪水源地的行程。牙一咬，吞了兩顆止瀉藥，暗自祈求老天爺看在我千里迢迢好學的精神上，讓我可以馬上恢復正常、繼續上課。好在早上終於停止腹瀉以及所有的身體疼痛，可以正常的去參觀礦泉水水源及裝瓶場。

原本以為驚險插曲就此結束，考試前又再度發生身體異常的狀況。經過了幾星期的課程，我已經養成每日飲用至少 2000cc 礦泉水的習慣。上課時每日在學校飲用足夠的礦泉水，總是讓我頭腦清晰、身體狀況良好，很慶幸在短短的時間內，因為充足的水分及礦物質讓自己能調整到最好的狀況下準備品水師執照考試。考試前的週末，我發現我在飯店的庫存礦泉水喝完了，而週末超市也沒開。為了喝足每天已經習慣的飲水量，我直接從廚房的水龍頭接自來水，用快煮壺燒開水來喝，完全忽略了上課中學習到的鑑別水的基本功。奇怪的事情發生了，原本每天精神奕奕的我，喝完了上午的份量，明明睡飽了，卻開始一直打瞌睡，腦筋覺得遲鈍、無法運轉。我開始懷疑我吃到使

我過敏的食物，於是喝了更多的開水希望能加速身體代謝。沒想到，情況變得更糟糕，嗜睡與思路不清晰的情形更明顯了。

我抽絲剝繭的檢討了吃過的食物以及用過的物品後，發現唯一改變的只有飲用水，我才驚覺，難道這一切的嗜睡與思路不清都與喝水有關係！？我立即聯絡老師，告訴他我的狀況，沒想到他竟然告訴我：你喝錯水啦！當然會覺得身體出問題呀！怎麼沒有用上課學到的基本功來判斷呢？

「水也會喝錯？我沒聽錯吧！」經過老師解釋才知道，雖然很多地區的自來水出場時符合人體飲用標準，但是要考慮輸送途徑的安全性，也許會夾帶對身體有害的物質，會造成身體不適，因此在德國大家幾乎都是購買瓶裝水飲用，這也是品水師在各國這麼重要原因：要為水的品質把關。

在歐洲，瓶裝水既有國家安全的認證，又可以補充身體所需的礦物質，所以大部分人喝水都是選擇購買瓶裝水。於是，我便拜託同學支援我幾瓶礦泉水，利用補充礦泉水代謝掉之前喝進的自來水，不出半天就恢復了原本的精神，繼續準備重要的品水師考試。經過這次的經驗，讓我實際體驗品水師對水質判斷的重要

性，也讓我仔細反思台灣的飲水環境：大家喝的水是否安全？是否符合人體健康？水汙染的問題是否也存在於台灣呢？我深刻的感覺到，喝水真的並不如想像中這麼簡單，無意識的喝水，可能會對身體造成傷害。

喝水與平時選擇食物一樣，需要仔細挑選合適與安全的品項，如果不知道自己喝了什麼，就跟不知道自己吃了什麼食物一樣。現在社會因為食安問題常被討論，大家會提高警覺的去選擇食材；但是同樣是從口喝下肚子的水，甚至還需要幫助代謝我們吃進的食物，大家卻沒有意識到飲用水的安全性，如果對水沒有基本的了解與認識，怎樣保護自己和家人的飲水健康呢？

這兩次的事件都沒有真的讓我病倒進入醫院，堪稱幸運，也好在我上了品水課，利用上課的知識，馬上補充大量的水分與天然礦物質才不至於脫水與電解質失衡。之後的課程，我非常小心的觀察身體反應，深怕出現任何不良反應而耽誤學習。這兩次的經驗，也讓我實際的上了一堂身體課，了解到喝到成分不明的水，竟然會對身體產生意想不到的影響，同學們也透過我的經驗，針對瓶裝水與自來水的安全性做了許多學習與討論。所以後來當有人問我：喝什麼樣的水最

好呢？我總是回答：喝安全且最適合你身體的水最好！而最適合的水，更需要根據每個人的身體狀態、年齡、生活狀態去量身選擇，否則就如同水能載舟、亦能覆舟這句話一樣，好的水能為身體加分，喝不對了，反而對身體會造成傷害唷！

4 品水師到底在做什麼？

拿到證照回國後，向人介紹自己是品水師時，大家都會露出疑惑的表情，問我：「品水師是什麼？」

品水師的基本工作是「透過品味水的味道，來了解水的相關資訊與內容，並加以運用」。品水師類似於品酒師或品茶師，品酒師的工作是「品味酒的味道，了解酒的相關資訊並加以運用」，品水師自然就是品味水的味道，並加以運用在日常生活中了。就如同你可能有品酒的經驗，會看看酒的顏色，聞聞酒的味道再喝一口，想想它是來自何處、用什麼品種釀造的，搭配什麼食物好吃。所以，透過品水、喝水得到的相關的水訊息再加以應用，都是品水師的工作範圍。

品水師的工作運用相當廣泛，需要接觸的水總類也琳瑯滿目。最常遇到的是瓶裝水（包含礦泉水、泉水、一般包裝水）的品飲，試喝後得到口感及內容的資訊，可以提供給餐廳做為選水資訊，也可以提供廠商用來訂定行銷方向。而品水師的工作內容中，就屬選擇水與食物的搭配最有趣。

在歐洲的米其林餐廳，除了會有品酒師，還會有品水

師任職，目的是為了提升整體味蕾的享受，避免餐、酒的口感被影響，進而創造出互相加分的效果。透過餐水會的活動，與主廚一起發想為餐、水加分的菜餚，讓我發現品水不只是科學，在搭配上也有如藝術創作與感官欣賞的一面。

除了為餐廳及飯店諮詢外，也有許多重要的品水師在自來水廠、礦泉水廠以及淨水器公司工作，目的都是為了最後的水質做把關，隨時監測水廠中水的品質，確保提供給消費者的飲水及用水是安全無虞、口感良好的。而我身為品水師，最喜歡也最重要的工作就是推廣品水相關的知識：包含如何品味水、創造搭配餐食、飲水安全、與透過喝水來提升身體健康，引導大家了解喝水的各種奧秘，了解水如何在生活與健康中扮演重要角色。品嚐各種不同水的風味外，配合味蕾的訓練，也能多方面的提升生活的感知力，增進品味美食、美酒的感受，同時更學習如何為自己喝的水把關，學習為自己與家人挑選適合的飲用水就如同挑選促進身體健康的飲食一樣。

同場加映 **生活中的水是如何形成的呢？**

淺層水與深層水

在了解各種水之前，先來了解生活中可以作為飲用水的淡水是怎麼形成的。生活中的淡水，包含河川、湖泊、溪流、雨水、地底湧出的泉水以及山上的雪水，這些都是人們可以取來飲用的水源。這些淡水是透過太陽照射湖泊、河川以及海洋，水氣蒸發形成了雲朵，透過風吹動飄移到各處，最後在降落於地面、山區、河川或是湖泊裡。

地球上的飲用水可以分為：淺層水（地面水體）與深層水（地下水體）。

● 淺層水（地面水體）：包含湖泊、河川、池塘、水庫、溪流

雨滴降落於湖泊或是山區的低處，包含流入河川、池塘、湖泊、溪流的水，統稱為淺層水。淺層水存在於地表、地底淺處以及山腰；因為成形的時間快速，沒有透過天然環境的過濾，也容易因為外在環境的變動而汙染。我們日常使用的自來水，也是從河川、湖泊引用，或是使用累積在水庫中的存水。所以自來水在送到各家戶提供給人們使用前，都會經過沉澱、過濾、消毒、殺菌這些步驟。

●深層水（地下水體）：地下水、礦泉水、地底湧泉

雨水降在高山地區，會滲入山上的土壤裡，流入山內岩層，隨著時間慢慢從山頂流至地底的儲水層，再存積於地底，通常會經過十年至數十年。這些經歷長時間流過複雜岩層的水，透過山中不同密度結構的岩層，一層層經由大自然幫忙過濾，並讓水處於與外界隔絕的狀態。

這些存於地底深處儲水層的水，屬於深層水又稱為地下水體。因為儲存於岩石與地底中，長時間溶解岩層中不同的礦物質，而在水中溶入了不同的礦物質成分，也因為在地底較少與接觸空氣，生菌數含量也非常低。經過地殼板塊的互相推擠，就會使得這些地底深處的水，因為壓力而讓水源湧出。而這些水，經過了各種岩層洗禮而成的天然礦泉水，被視為大自然給人們的珍貴禮物。

軟水和硬水又有什麼差別呢？

常聽說北部地區的水是軟水，南部是硬水，到底軟水與硬水有什麼差別？

每個地區因為當地的地形和氣候的不同，在礦泉水或

是自來水形成的時候溶解土壤與岩石中的成分也不同。軟水與硬水最大的差異取決於水中的礦物質含量，若是鈣與鎂的成分在水中的含量較高的話，就容易產生於硬水；如果鈣與鎂的含量偏低，便易形成軟水。

軟水因為礦物質含量低，喝起來與觸摸起來皆較滑順柔軟，也較不容易形成水垢。平時看到在鍋底或是水壺旁邊形成的白色水垢，就是鈣與鎂經過加熱後產生的碳酸鈣與碳酸鎂結晶。

判定硬水與軟水，需要由水中的碳酸鈣含量計算，0～60mg/l 屬於軟水，60～120mg/l 屬於中軟水，120～180mg/l 屬於硬水，而超過 180mg/l 屬於超硬水。硬水所含有的礦物質並不會造成人體傷害，反而能補充身體所需要的礦物質，但是對於需要加水及加熱使用的電器如：水壺、熨斗、洗衣機或洗碗機，長時間累積水垢有可能對電器用品造成影響，也易沿著水垢滋生細菌。

你缺水了嗎？

1 人是水做的

拿到品水師證照後，我更重視水的存在了，以前關心水資源、環境保護的議題，總是覺得範圍很廣、摸不著邊際，感覺自己的力量很渺小。直到藉由品水師的課程，與水有了更深入的交流，才發現平時生活中，我們容易取得且習以為常的用水與喝水被忽略了，水的議題，離我們很近。

在德國，品水師開始學習品水之前，要先了解水對於人類的重要性，這樣更能幫助我們感受品水的奧秘。水佔成人的人體重量約 50 ～ 70%，孩童的身體含水量更高，約 70%。人體各個器官，都含有不同的水分佔比，身體也需要靠水分運作，然而大家對自己每天賴以維生的水，卻沒有相對的重視。沒有食物，生命還可以支撐好幾週，若沒有水，身體卻連幾天都撐不了。人體的水分要是流失超過 10% 便會感到不適，流失超過 20% 便會有生命危險，而現在的社會，人們注重飲食的安全，會選擇有機、無農藥的食材；也注重空氣品質，會安裝空氣清淨機，家裡也會選擇無毒的塗料或是裝潢；甚至接觸皮膚的衣料，也會選擇有機或是天然的材質。但是，對於身體佔最大量、賴以生存的水，我們是否仔細思考過：水既然是身體組

成與維持生命的基本元素，那麼我們每天都給予自己什麼呢？

社會資訊發達，大家重視的議題越來越多，但對於水的焦點卻越來越分散。維持生命最重要的飲用水，因為在台灣取得非常便利，打開水龍頭、走進超商，都能取得安全、乾淨的飲用水源，越是理所當然的存在，大家便自然而然的忽略了它的重要性。

在我深入接觸品水前也從來沒想過，我每天給予我的身體什麼樣的水分當作原料？在我還沒赴德國上品水課前，我也是對「喝水無感」的一份子，不但不注重自己每天喝了什麼，也不知道自己每天喝了多少的水分。經過在德國幾周與水的密切接觸後，才驚覺原來忽略喝水等於忽略健康！

水佔成人的 50 ～ 70%，孩童 70%，嬰兒時期高達 80%

人體含有水分的多寡，隨著年齡與性別有所不同：普遍成人的身體含水量為 50 ～ 70%，所以不只女人是水做的，其實每個人都是水做的。青、壯年成人整體水分含量稍高，約佔身體 60 ～ 70%。水分存在於身體各個部分，包含細胞內外、血液、肌肉、消化需要的消化液，水是人體組成與運作的重要成分，各個

器官都有水分存在。孩童身體的含水量更高,約占
70%,小嬰兒全身的水分甚至高達 80%,這也難怪小
嬰兒的皮膚總是又細緻又飽滿。

身體含水量與肌肉的多寡也息息相關。人體的肌肉主
要是由蛋白質與水分組織而成,隨著年紀,肌肉會漸
漸流失,老年人若一旦肌肉開始流失,身體含水比例
就會隨著下降至 50 ~ 60%,因此相對來說,如果人
體的肌肉含量高,身體維持的總水量比例也會較高。
所以希望增加肌肉的人,除了攝取蛋白質,也同時需
要多補充肌肉組成所需要的水分。

人體各個器官中,眼睛含水超過 90%,心臟、腎臟、
肺臟含水比例約 80%,而大腦、皮膚與腸胃也超過
70% 是水分。人體一旦水分減少,器官的功能與運作
便會受到影響。身體水分減少卻要維持各器官運作的
同時,身體便會透過降低工作效率的方式來降低水分
消耗,以維持生命。人們雖然時常處在缺水的狀態,
卻因聰明的大腦替我們謹慎分配全身的水分運用,而
感覺不到缺水帶來的傷害,但長久下來卻會損害器
官,對生命造成威脅。

2 身體缺水測驗

正常人體每天尿液排泄約 1500cc，從皮膚蒸發約 500cc，而肺呼吸排出約 400cc，糞便排出約 100cc，這些都是從身體向外流出的水分。人體水分若要保持在平衡的 60 ～ 70%，每天需要補充足夠的水分來取代這些流失的部分，才能維持人體良好的代謝與循環。許多人因為沒有良好的飲水習慣，而讓身體長期處於缺水狀態，其實不只是缺水地區的人民需要重視補充水分，許多人的居住地雖然有豐沛的水資源，卻讓身體長期處於乾旱狀態而不自知，除了可惜了珍貴的水資源，長期下來更可能對身體各部位造成損害。

接下來，請大家跟著下面的條列點，檢測自己身體的含水量是否維持在良好的狀態。

☐ 早上起床是否感覺口渴

☐ 平時白天是否經常覺得口渴

☐ 皮膚是否乾燥、皮膚彈性差

☐ 眼睛時常覺得乾澀

☐ 嘴唇是否乾燥易裂

☐ 口腔、舌頭感覺乾澀

☐ 有便秘的困擾

☐ 容易感到疲倦

□ 每日的排尿量少

□ 尿液呈現深黃色或褐色

● 答案皆為否：沒有缺水的正常狀態

在身體沒有缺水的狀態，應該感覺皮膚飽滿、精神良好，並且有濕潤的口腔及嘴唇，每日正常的排汗及排尿，水分足夠，尿液會呈微黃色。每天會飲用充足的水分，只有在大量運動後，或是天氣炎熱時才會感覺到特別口渴。

● 3 項以下：輕微缺水狀態

身體開始輕微缺水，嘴唇會感覺乾燥，皮膚略為乾燥不光滑，偶爾容易在下午感到疲倦。每日雖然有正常的排汗及排尿，但尿液呈現明顯黃色。一天中，水分補充不夠頻繁，也不覺得口渴，大量運動後或天氣炎熱時會明顯感到口渴，會想要立即找水喝。

● 5 項以上：長期缺水狀態

身體處於長期缺水的乾涸狀態，除了嘴唇乾燥脫皮、容易裂之外，皮膚乾燥粗糙、觸摸較無彈性，容易有皺褶。眼睛時常感到乾澀，消化不良也常有便秘的困擾且容易疲倦。每日排汗、排尿量低，且尿液顏色呈深黃色或茶色。平日沒有口渴的感覺，也沒有喝水的習慣，遇到天氣炎熱或稍微運動一下便會感覺到口乾

舌燥、情緒煩躁。

特殊的極度缺水狀態

身體若長期處於缺水狀態，一旦大量排汗卻沒有立即
補充水分，便容易演變為極度缺水的狀態。例如夏天
在太陽底下久曬而無適時補充水分，便容易因為缺
水，體溫無法調節散熱而造成中暑。極度缺水時，除
了口乾舌燥、尿量減少外，皮膚也會出現皺褶，更會
感到全身無力、體溫上升、脈搏加快、血壓下降甚至
暈眩。

身體缺水時會發出許多小訊號，例如：皮膚、嘴唇乾
燥、便祕或是尿液減少，提醒我們增加水分補充，但
時常因為這些訊號太過微小不起眼，也不會立即影響
身體運作而被我們忽略，大部分人通常都是感覺到口
渴難耐了，才想到要補充水分。

口渴是人體缺水所發出的求救訊號。當你感覺口渴
時，身體已經處於缺水的狀態了，也是大腦在發出警
報：請立即補充水分以維護身體正常運作以及安全！
所以千萬不要等到口渴，身體拉警報時才想到要喝
水，每天有效率的補充適當的水分，才是維護身體最
好的方法。

3 大腦習慣乾旱狀態？！

如果會經常會感到口渴，顯示身體時常處於缺水的臨界點，雖然對健康有不理想的影響，但只要連續幾日補充足夠的水分，便可以讓身體回到水分平衡的狀態。更可怕的狀況是長期不補充水分，反而讓身體感覺不到口渴的訊息。時常有人會說：「我平時一整天沒喝水，也完全沒有口渴的感覺！我一點都不覺得口渴，還需要補充水分嗎？」聽到這樣的說法，千萬要提高警覺了！

長期沒有口渴的感覺，代表大腦可能長時間處於乾旱狀態。

人類的大腦很聰明，為了讓人可以適應環境的改變而生存，便會根據外在環境不同而向身體發出調節的訊號。一個人的身體若長時間處於缺水的狀態，大腦為了讓身體維持正常運作，便會漸漸停止發出口渴的訊號！然而這種不會感覺到口渴的假象，是大腦為了讓人適應少水環境的生活，而產生的應變。短時間可以讓人體各部位調整適用水量，而不至於喪失生理機能，但長期下來，對身體各部位都會造成傷害。光是我們的大腦就含約 70% 以上的水分，當身體的含水

量不足時，首當其衝便是影響大腦的正常運作。大腦
缺水除了使大腦本身無法透過水分運送取得足夠的營
養，造成難以指揮各器官運作，大腦分泌身體所需的
激素能力也會降低，人體因此容易感覺到疲勞、煩
躁、思考變慢、各種由大腦發布的傳導速率變差。

所以，如果感覺不到口渴的訊號，其實比會感到口渴
的少量缺水更可怕。在拿到品水師證照以前，我也是
屬於大腦乾旱狀態的族群，除了天氣太熱或是運動過
後， 平時完全不會覺得口渴，也不會想到要補充水
分，常常一整天喝不到一杯水，總是用各種飲料、咖
啡、手搖飲來取代。現在回想起來，簡直是慢性自
殺！因為長時間不給予身體足夠的水分，大腦為了維
持人體運作，而降低了飲水的需求，就像沙漠或寒帶
的植物，在長期缺乏水分下，為了生存反而演變為小
型的針狀葉片，為了配合環境，改變自己的型態。人
體也是一樣，若身體補充的水分不足，長期處於慢性
缺水的狀態，迫使大腦停止發出口渴的訊號，命令各
器官減少自己所需求的水量來適應乾旱狀態，短時間
可能只會出現皮膚或嘴唇乾燥的狀況，長期卻會讓大
腦的思考與運作都大打折扣，影響人體消化、代謝、
賀爾蒙分泌，甚至影響睡眠，造成身體上各種不適，
也會造成大腦的機能傷害。

4 人一天要喝多少水？

人體在正常代謝下，每日都會排掉多餘的廢物及水分，補充新鮮的水分才能維持良好的身體運作，保持在最好的狀態。但一天到底需要喝多少的水量，才能維持人體的正常運作呢？

你可能聽說過：「一天要喝八杯水才夠」。在到德國上品水師的課程之前，八杯水理論讓我感到很疑惑：八杯水到底是多少水量呢？要用多大的杯子裝水？如果用 500cc，一天不就得喝到 4000cc 才夠嗎？男生、女生都相同嗎？光是計算一天要喝的水量，就讓我嚇得想打退堂鼓，每次鼓起勇氣要完成喝水的計畫，想到這麼大的喝水量就先被可怕的數字打倒了。這個謎題直到我開始上品水課，才解了謎。

維持人體每日正常運作的基本喝水量，有個簡單的運算公式：
成人一天飲水基本需求量＝體重公斤數 ×30ml

也就是說：
一位 50 公斤的女性，一天基本飲水需求量為：
1500ml

一位 70 公斤的男性，一天基本飲水需求量約為：
2000ml

請注意，基本飲水需求量是指單純喝「水」的量，並
不包含茶飲、咖啡、湯品、牛奶……等其他含糖或不
透明的飲品。雖然生活中的無糖茶、運動飲料、湯品
都含有水分，常被大家拿來當作解渴的飲品，但是飲
品中還包含許多其他的成分，例如咖啡因、脂肪、鹽
分或是糖分。參雜了這些「水以外」的成分，便容易
影響水分進入身體的品質。原本幫助身體運作、代謝
的水分，可能會因為咖啡因而加速心跳，反而增加了
代謝；也可能吸收了脂肪與糖分而增加過多熱量；或
是攝取過多鹽分而造成腎臟負擔。這些飲品在飲用的
當下雖然感覺美好，但是日積月累，身體的水分含量
依然匱乏，就不能充分發揮身體運作效能，就好像電
池一直處於沒充滿電的狀態一樣。因此，一般成人每
天最基本的飲水量至少要達到 1500ml 才夠。

註：根據歐洲食品安全局 European Food Safety Authority
建議，女性一天至少要攝取 1600ml 的水分，而男性一天至少
要攝取 2000ml。
註：1ml（毫升）等於 1cc（立方公分）。

5 正確的喝水方式【一日喝水建議】

學會計算自己每天需要多少基礎水量後,我們知道一個成人每天需要至少 1500 ～ 2500ml 以上的水分。許多人看到這數字就感覺水量好多,如果把水裝在瓶子裡,就要一大瓶,常常有人告訴我,光看到水壺,就覺得壓力大,感覺一定喝不完,而就此作罷喝水計畫。

這邊要來教大家一些簡單的小方法,讓大家漸漸適應每天喝水,進而每日都達成喝水目標,養成喝水的好習慣。

● 選擇自己喜歡的水:一般水、礦泉水、氣泡水

每天要喝到足夠的水量,當然要從自己喜歡喝的水開始!可以先選擇一、兩款自己喜愛、喝起來順口的水,就算是氣泡水也可以!剛開始不一定要講究到每瓶都喝天然的礦泉水,自己喝起來覺得好入口,能持續整天喝下去,才能先喝夠每天的必須水量。所以,喝水第一件事,是要找到喜歡喝的水,但是要確認是否無糖,如果有加糖就屬於飲料,不能代替水了。如果覺得甘甜一點的水比較容易接受,可以選擇低礦物

質水或是過濾後的水。家裡煮開的水、過濾生飲水，只要是覺得好喝且習慣，都是可以的。在德國上品水課的時候，我與同學每天到教室的第一件事，就是去冰箱選擇自己喜歡、能陪伴自己一整天的水。有了一瓶自己喜歡的水，因為口味容易接受，要持續整天混搭其他的水喝就不會感到困難！如果沒有胃部的問題，也可以選擇飲用氣泡水來取代大部分的飲水。氣泡水添加了二氧化碳，飲用起來口感類似汽水，但卻沒有汽水的添加物以及多餘的熱量，也能補充身體需要的水分。建議大家，喝水一定要從自己喜歡的口味喝起，先求每天都能喝到足夠的水量，再慢慢擴充喝水的種類，攝取不同種類的礦物質來補充營養素，幫助身體運作得更有效能！

● 選擇自己喜歡的容器或杯具

第二項幫助達成每日飲水目標的小訣竅，是把水分次、分批飲用。市面上的水壺與杯子有各種容量，可以依照自己的生活習慣選擇。如果整天工作在外，沒有地方可以時常補充水分，可以選擇大容量的水壺。常看到許多人隨身帶著 2000cc 的水壺，不但可以隨時補充水分，也可以隨時檢視自己一天的喝水量達成了多少，有沒有在預定的時間喝到足夠的水量？透過看著水量的多寡，能有效的提醒自己補充水分！但如果像是以前的我，因為沒有喝水的習慣，又不感覺口

渴，大容量的水壺裝滿了水反而讓人感覺壓力好大，看到水壺就覺得好飽喝不下，而讓整天的食慾都沒有了。這樣的情形，可以試著用 2 ～ 3 個 500cc 的小水壺，一罐一罐喝掉，每喝一罐就很有成就感。偶爾路過超商，再選購一瓶有趣的礦泉水，一天很快就可以達標！在德國上課的時候，我們一人會有一個陪伴我們整天約 250cc 的杯子，時常一瓶 500cc 的礦泉水喝兩杯就沒了，會覺得水消耗得特別快。而 250cc 大約是三、四口的量，花一分鐘就可以喝完，雖然是上課幫我們回歸口腔乾淨原點的水，也常常不知不覺就喝完一瓶又一瓶。所以如果是在辦公室，或是有固定座位的地點，我也很建議大家，找一個約 250 ～ 300cc自己喜歡的杯子，把整天要喝的水量分成較少的等分，隨手喝個一杯，很容易就會達成一日飲水目標唷！

● 定時定量

喝水當然也可以隨時想到就喝一口，只要有持續喝也會達成每日的飲水目標，但是如果沒有稍微規劃，常常忙碌到想要喝水的時候，一日都過了一大半了！以前的我就是這樣，因為持續忙碌，總想著等一下再喝，而回神時都已經下午了！就這樣日復一日，不但沒有一天達成目標，長時間下來，還造成身體大量缺水。所以現在我會為自己制定一整天的喝水計畫，根

據每日作息來設計規律的喝水時刻,並且依照早晚的不同,稍微調整每次喝水的水量。我自己的喝水小技巧,是要在下午 3 點左右計算一下已經完成一天多少的喝水量;如果還沒達成,便可以在晚餐之前趕緊多補充一些水分,以免影響晚餐進食以及夜間睡眠。

● 添加風味:製作香氛水

許多人反應水喝起來沒有味道,不好喝,就是嚥不下平淡無味的水,這樣如何喝到一天 1500 ~ 2500cc 的基本飲水量呢?如果連較為甘甜的低礦物質水或是過濾水都覺得無法接受,可以在水中放一些天然的水果或是香草,透過天然無糖的蔬果添加一些自然的風味。最常見的就是添加檸檬片或是檸檬汁,不但風味清香,也可以透過檸檬汁的作用把水調整成為微鹼性。另外,薄荷葉也是時常放在水裡的調味香草,尤其適合夏天飲用,會使得水帶有清涼感,特別消暑。現在大家也很流行用各種新鮮水果與果乾製作香氛水,蘋果、草莓、柳丁、奇異果、西瓜片都可以直接放在水中,添加風味,視覺上也繽紛好看!而使用氣泡水來製作香氛水,更能透過活躍的氣泡帶出水果本身的甜味與香氣。

這幾年市面上許多飲用水廠牌都推出香氛水或是香氛氣泡水,雖然都是在食用安全的範圍,但其中最大的

差異在於水中所添加的香氛材料是否屬於天然的素材。做為替代水的香氛水（非飲料），除了味覺上的享受之外，最重要是必須要符合無糖、透明才能取代日常用水的分量，不然取代的只有日常的熱量唷！除了水果與香草萃取物製作的香氛水外，也有高級的礦泉水品牌使用天然有機的花果純露來添加水的風味。有機純露是提煉精油時產生的水質副產品，因為高溫蒸餾而產生，帶有原本香草或是花果的香氣，稍微添加入水中，便能在不影響水質的狀況下，讓水變得豐富又香氣迷人。但是選擇純露便要注意產品來源是否安全，添加入飲用水最好選擇有機的產品，再增加風味的同時，也能轉換喝水的心情，天然又不增加熱量！

一日喝水建議

接下來，要提供一份根據日常生活身體需求而設計、人人都做得到的「輕鬆一日喝水建議」，幫助大家每日都可以輕易又有效率的達成喝水的目標！讓你除了喝足夠、還能喝對時間，為身體健康加分！

以一日 1500cc 為例。
早上起床，250ml 喚醒早晨
早上工作 10：30，250ml 提升專注力

中餐後，250ml 幫助消化

下午 3：30，250ml check point ！ 1000ml 舒緩疲勞

下班 6：00，200ml 緩解飢餓避免飲食過量

晚餐後 7：30，200ml 幫助消化晚餐

睡前 9：00，100ml 預防血液濃稠

輕鬆達標每日飲水量！

● 早上起床，250ml 喚醒早晨

每日一早，因為前一日經過長久的睡眠時間沒有進水，建議起床後盡快飲用每天的第一杯水。我們在睡眠的時候，水分還是持續透過皮膚與呼吸流失，所以早上身體的水分低於平均水平。早上喝了第一杯水，不但補充流失的水分，還能喚醒消化與代謝系統，並促進腸蠕動，刺激排便。早上喝下第一杯水，也能開啟大腦一天的運作，容易從睡眼惺忪的早晨清醒，也開啟進食的胃口。建議早晨飲用常溫水或是溫水，不飲用冰涼的水才不會過度刺激腸胃，並因為溫差感而造成身體不適。

● 早上工作 10：30，250ml 提升專注力與工作效率

早上工作的空檔，除了需要從位置上站起來走動一下調節血液循環外，同時也要利用時間喝杯水。長時間待在辦公室，即使有冷氣不會流汗，也會因為空調讓

皮膚的水分蒸發，也會使呼吸道黏膜乾燥。尤其是上班族的女性，如果想要維持水潤有彈性的皮膚，一定要記得起床與早上的兩杯水要補充足夠、預防水分流失。早晨工作中喝水，不但補充流失的水分，充足的水分還能讓大腦靈活運作，提升專注力與工作效率！所以如果早上要長時間開會，記得要隨手帶一杯水，在開會時陸續補充水分，不但可以轉換心情，絕對可以幫你持續戰力，也許比咖啡更有效唷！

● 中餐後，250ml 幫助消化

中餐後身體開始消化食物，各部位的消化液包含胃酸、膽汁、腸液也會大量分泌。為了使消化作用良好，中餐後可以補充一杯水，使身體各部位分配水分、受到滋潤。不建議在用餐時飲用大量的水分，因為水分在空腹的時候進入胃部，會稀釋胃酸，造成消化食物的能力降低，反而影響消化。反之，若空腹或飯後感覺胃酸分泌過多，可以喝一點鹼性水稀釋胃酸濃度。若午餐半小時前就感到飢餓，也可以喝點水緩和飢餓感，也是增加身體消化液的方法！

● 下午 3：30，250ml check point ！1000ml 舒緩疲勞、加速工作效率

午後持續工作，血液也因為消化午餐而集中在消化系統，時常是感到疲倦、大腦運作不佳的時刻。這時除

了喝咖啡、茶等提神飲料之外，更好的方法是喝一杯水！

喝水增加身體的血液容量，也能把更多的氧氣帶入腦部，並順利帶走消化所產生的廢物與二氧化碳。大腦含有足夠氧氣並恢復好的運轉效率，就能讓下午持續維持高工作效率，舒緩下午容易產生的精神不濟！另外，下午 3：30 的午茶時間，是我檢視從早到下午喝水的關卡，也是達到一天喝水標準的小秘訣！通常到這個時候，我會計算一天的喝水量，檢查是否喝足夠 1000ml 了。如果還沒有喝到 1000ml，可以趁這個時候稍微多補充一點水分，或是思考如何分配在傍晚喝足。因為夜晚喝水比較會影響睡眠品質，所以會建議在白天活動力、代謝力佳的時候，稍微多飲用一些水分！

● 下班前 6：00，200ml 緩解飢餓、避免飲食過量

經過一整天忙碌的工作，建議在下班通勤前補充一杯水分，能幫助消除整天工作的疲勞與緊繃的壓力，你是否也有過因喝下一杯水，而感受到全身壓力釋放呢？傍晚喝的這杯水，也能緩解飢餓，給胃部帶來些許飽足感。有時候感到飢腸轆轆不一定是因為飢餓，如果水分喝的不夠，大腦也會發出飢餓的訊息，希望

能透過進食，而補充人體所需要的水分。所以，感到飢餓的時候可以先喝一杯水，不但能降低飢餓感，也能避免在待會兒進食時，因為過度飢餓而暴飲暴食，使身體吸收過多的食物與熱量，造成胃部與身體的負擔。

● 晚餐後 7：30，200ml 幫助消化晚餐

晚餐後的一杯水與午餐相似，可以幫助身體增加消化液來消化晚餐的食物，也可以幫助放鬆一天的疲累。如果身體的水量整天都能維持平衡，到了晚上才能同樣維持良好的新陳代謝，持續幫助營養吸收並順利代謝掉身體的廢物與毒素。足夠水量在晚間特別重要，代謝力正常才能順利讓食物在睡前完成消化，晚間才不會被胃脹、脹氣等消化不良的症狀困擾，而影響到睡眠時間及品質。

● 睡前 9：00，100ml 預防血液濃稠

睡前的一小杯水，除了可以提前補充睡眠中因流汗或空調而蒸發的水分、避免第二天醒來口乾舌燥以外，最重要的功能是可以稀釋血液，降低因為血液濃稠而中風的風險。建議在睡前兩小時前喝水，只飲用少量的分量，才不會因為水喝太多或是太晚，造成半夜需要起床上廁所而影響睡眠品質。

以上的喝水建議是以一天 1500ml 為例，若體重較高需要較多的飲水量，則建議在每次的飲水時間，平均的增加飲水量。例如，一位 70 公斤的成人，一天總共需要喝足 2100ml，便可選擇調整每次喝水量為 350ml，也可以在早晨或是下午，多增加一杯水的份量。目的是要在一天當中，平均而且持續的喝水，讓身體隨時都處於水分飽滿的狀態才是最理想的喝水模式！

如果是長時間在外工作的人，因為天氣或是工作內容的關係會流失大量的汗水，需要額外多補充因為流汗而流失的水分及礦物質，除了水量要增加外，也可以多選擇礦物質含量豐富的礦泉水來幫助身體恢復平衡。

6 水幫助維持人體運作的
三項主要功能

水在身體裡的流動、存在於身體的各器官中，到底怎麼運作，又有些什麼作用呢？為什麼每天喝足夠的水，對人體這麼重要呢？水在人體中除了會以各種體液型態呈現，例如：血液、消化液（如：口水、胃酸）、關節的潤滑液……等等，也存在於細胞內外支撐身體各部位器官、軟骨與肌肉的結構。透過流動於身體內，協助身體完成每個人每天賴以生存的的各項基本生理運作。

水在身體裡有三項主要功能：

1. 透過水將營養素與礦物質傳遞至人體不同的器官
2. 維持身體的正常運作
3. 代謝身體的廢物與毒素

透過水將營養素與
礦物質傳遞至人體不同的器官

當我們吃下食物以後，食物經由牙齒嚼碎，口中便會分泌唾液幫助消化食物，接著食物通過食道進入胃部

消化。而胃裡幫助消化的胃酸與保護胃壁的黏膜，甚
至腸道內的腸液都需要水分組成。因此當身體含水量
降低時，就會直接使體內消化液如唾液、胃酸、膽汁
與腸液的分泌減少，進而降低食物被分解的能力。當
我們吃進的食物被胃酸及其他消化液分化成細小的分
子，食物裡所含有的營養素就能透過血液，將這些養
分輸送至各個器官並加以利用，因此，當水分不足，
血液就無法有效傳遞養分。所以消化不良或是營養吸
收不好，第一個要檢視的不只是吃下去的食物，也有
可能是水分補充不足，使身體在消化分解及傳遞養分
的效率變差。

維持身體的正常運作

水分能幫助維持身體的正常運作，水除了輸送養分
外，也支撐著器官運作，還能幫助調節體溫。人體的
大腦與肌肉也都含有大量水分，如果水分不夠，不僅
大腦不能正常運作，肌肉也不夠支撐身體活動。一個
正常人的身體，會有水分在各個細胞與器官內外流
動，還要幫助維持氣管與口腔、食道、關節的滑順滋
潤，也存在於血液裡幫忙攜帶氧氣與二氧化碳並輸送
養分。而我們的皮膚在炎熱的天氣，會打開毛孔排出
水分，也會在寒冷的天氣利用關閉毛孔保留水分來調
節身體的體溫，使身體可以適應環境的溫度改變。所

以維持人的基本生命，非常仰賴水的存在，如果水分
減少，會使各種人體運作的分工降低效率而產生疲
憊、消化不良、頭暈頭痛等症狀。

代謝身體的廢物與毒素

水分除了將養分輸送至全身器官外，也扮演著幫助代
謝廢物的角色。養分輸送到身體裡，在各器官消化運
用後，產生消化後的廢物，這些廢物會隨著呼吸、尿
液、糞便排出。我們喝下的水，伴隨養分經身體利用
後，透過腎臟過濾代謝，便把代謝廢物隨著尿液儲存
於膀胱，而排出尿液中含有大量的水分。糞便則是把
胃消化後的食物分子，在大小腸內吸收後，結合纖維
質與水分一起排出。如果身體的水分不夠，會明顯的
發現尿液減少而且呈現深黃色，糞便也會變得乾燥，
難以將食物中的纖維質排除，造成便秘的情形。我們
在平時生活中，難免吃到或是接觸到對身體有害的有
毒物質，例如人工添加物、防腐劑、保鮮劑、農藥及
重金屬等等，而這些物質可以透過人體排出廢物時自
然代謝掉，像是運動流汗、排尿或排便。所以，攝取
足夠的水分，增加身體代謝運作，便可以更有效的使
廢物快速排出，減少累積在人體內的傷害。在法國的
藥局，甚至有販賣專門用來排毒的礦泉水，這類高礦
物質含量的礦泉水，會加速人體運作，特別容易幫助

代謝。因為含有的礦物質種類複雜，口味並不好喝，
但是藥師會建議一次買一箱 20 瓶，作為一個代謝療
程，在排毒的期間內，連續每天早上空腹喝下一瓶，
開啟一天的代謝動力，連續四周使身體保持高效率的
運作。

<u>7</u> 喝錯水、喝不夠水可能造成的問題

知道水在身體裡扮演的重要角色，就能了解如果水喝得不夠，馬上會影響到全身的機能！一旦人體輸送養分的水分不足，大腦立即會因為缺乏營養而降低效率，間接影響到大腦發出的指令，例如神經傳導、賀爾蒙分泌都會跟著出問題。更別說身體代謝毒素的器官，包含腎臟及泌尿系統，都會因為水分不足受到影響，膀胱與泌尿道也因為尿液不足而滋生細菌受到感染。

別以為只有這樣，水分不足也容易造成腸道廢物難以代謝，而影響到排泄系統，甚至應該含有大量水分的血液，也可能因為缺水而變濃稠，不但輸送氧氣及養分的能力變差，更有可能提高中風與心臟疾病的風險。還有一些水喝不夠而造成的身體不適，例如精神變差、體力不足、睡不好或是關節不靈活等等常見問題，只是我們往往不會聯想到是與喝水有關。

不只喝不夠水會造成身體負擔，即使喝夠水，但喝錯了一樣可怕！就如同我當初在德國的經歷一樣，如果喝下不適合自己或是不安全的水（水中含有可能危害人體的物質，例如重金屬、農藥、塑膠溶出物像是塑

膠微粒或塑化物），會造成類似食物過敏或是中毒的症狀，輕則頭腦遲鈍想睡覺，難以察覺，嚴重則上吐下瀉，出現強烈的身體反應，不但讓身體機能大亂，也造成身體虛弱好一陣子。長期飲用不適合自己的問題水更可能造成腎臟、肝臟損害或其他嚴重的病變。

喝錯水除了喝的品項不對，還包含：喝得不足、喝得太多、喝的時間、速度或是品項不適合自己的身體，都可能成為不良的影響因素。

我們常聽到「要多喝水！」就怕水喝不夠身體會出問題，但你知道嗎？水喝得過多，也會給身體造成極大的負擔！喝太多水，小心水中毒！

水中毒又稱低血鈉症，常發生在運動大量流汗後（例如馬拉松、鐵人三項等），身體中的鈉與電解質因流汗大量流失，又在短時間飲用大量的水分，使原本就在低水平的身體電解質快速被稀釋，造成細胞腫大，身體便無法正常運作而造成噁心、虛弱、頭痛、頭暈，甚至休克出現生命危險。

正常人體的血鈉值約為 135 〜 145mEq/L，若水分攝取增加，輕微的水中毒可能沒有症狀，讓人以為只是大量運動後的疲憊，但人體隨著水中的鈉含量降低至

125 ～ 129mEq/L，便會有輕微的不適感，若持續降低至 125mEq/L 以下，便會發生痙攣、休克等症狀。

嚴重的水中毒並不經常發生，正常情況下大約在一小時內飲用超過 4 公升的水，才有可能會造成危害，不過一旦發生卻容易造成生命威脅。所以在長時間的運動及大量運動流汗後，一定要隨時觀察自己的生理狀況，補充水分一定要緩慢且補充適當電解質才不易發生危險。

身體的電解質不平衡偶爾也會發生在生活中，只是症狀輕微，難以察覺。我有陣子在工作後，晚上常小腿抽筋嚴重，剛開始以為是因為長時間穿高跟鞋工作，站久了才會腿部不適。但我回想一整天的工作狀態，發現即使沒有長時間站立也會抽筋，而且工作時不論是因為需要一直講話或現場的燈光炙熱，都讓我覺得特別的口渴，時常在一個下午喝下大量的水。於是，我開始發覺腳抽筋的問題，應該是跟身體電解質不平衡有關。因為大量飲用一般不含礦物質及電解質的瓶裝水，造成身體的電解質隨水分快速流失、不平衡，使肌肉與神經傳導不協調而產生抽筋。後來，我調整了喝水的速度，補充含電解質、礦物質的礦泉水，便獲得極大的改善。

除了喝水的分量與速度，都是喝水的學問之外，喝水

的時間不對，也會造成身體負擔。飯前喝太多水容易稀釋胃酸影響消化，睡前飲用大量的水分，也會容易干擾睡眠，使睡眠中需要起來上廁所而造成睡眠中斷。所以，如果睡眠品質不好，就不建議在睡前喝太多的水分。

此外，水看似透明無色、差異不大，卻最怕喝錯種類了。可能你會覺得水喝起來都一樣，哪裡有分什麼種類？其實水的種類非常多，不只有常聽說的自來水、山泉水，連家裡的飲用水如果經過不同的淨水器過濾，都會讓水分子產生變化，形成不同類型的水，更不用提市面上玲瑯滿目的礦泉水了。礦物質的組成不同，水喝起來的口感與口味也不一樣。接下來，讓我們繼續學習品味水、認識水，了解各種類水的差別，除了喝起來口味不同，也學習運用上的訣竅，例如區分每個人適合喝的水、避免喝錯水、怎麼樣喝才會最健康安全、有效率，幫助身體保持最佳狀態、發揮最高效能。

8 水喝得好，健康煩惱自然少

喝水除了可以幫助身體維持正常運作之外，還有許多
特別的好處，是在喝足夠的水分後才會發覺到的。在
德國時，老師特別要求我們觀察自己持續每天喝到足
夠的水之後，身體會有什麼變化。結果不到一星期，
看到大家明顯的改變，同學們眼睛都亮了起來！以前
常聽說喝水會讓人皮膚變好、精神飽滿，原來都是真
的，之所以感受不夠明顯，是因為從前沒喝夠身體所
需的水量。

● 喝水讓皮膚飽滿透亮

時常看到許多明星和皮膚科醫生，分享皮膚保養的祕
訣就是多喝水。多喝水會讓皮膚變好，並且飽滿透亮
是真的唷！皮膚中的水分會因為流汗而流失，或是隨
著體溫上升由毛孔蒸發，所以如果沒有每天補充足夠
的水分，尤其是在大量流汗的日子，特別容易使得皮
膚缺水，而造成乾燥、暗沉。皮膚代謝以 28 天為一
個週期，如果經常維持體內水分充足，不只皮膚穩定
不容易被環境影響，更能保持滑潤、不乾澀。優質的
水分補充更能提升皮膚的代謝效率，使新生的皮膚細
胞細緻飽滿。所以，皮膚飽滿透亮的秘訣，在於利用
充足的水分，維持良好的新陳代謝，減少體內廢物的

累積，進而使皮膚細胞的更新時維持較高的效率。

● 喝水可以預防水腫

大多數的人對於喝水有一大迷思，就是怕多喝水會容易水腫！其實水腫的問題並不是喝太多水造成的，如果有水腫的問題，需要先排除是否有其他身體上的疾病，像是心臟病、腎臟疾病或是肝硬化的病人，都可能會造成病理性的水腫。如果排除掉疾病的疑慮，大部分人水腫是因為吃太鹹或是水喝得太少。當鹽分攝取過多，也就是礦物質中的鈉離子濃度在體內升高時，身體會吸附過多的水分而造成水腫。市面上也有許多幫助身體排水腫的商品，最有名的就屬紅豆水了！紅豆水的排水方式，便是利用紅豆皮中的高含量鉀離子，在身體形成鈉、鉀離子相互交換的作用。在身體吸收鉀子的同時，排掉鈉離子，也一併排除身體多吸附的水分。而有許多水果也含有豐富的鉀離子，一樣可以幫助消除水腫。

若飲食不是特別重口味，平均攝取飲食中的鈉離子，也排除了病理因素，卻仍然水腫，就要考量是否沒有補充到每天需要的水量，也就是體重×30ml。我們的大腦與身體非常聰明，每當大腦發現身體出現水分不夠的狀態，大腦便會下令身體細胞與器官多儲存預留水分，方便身體隨時取用來維持正常的運作，避免

進入乾旱狀態。所以水喝得不夠時，會比多喝水更容
易水腫。

大家可以用以下方式觀察自己是否有水腫的跡象：用
食指按壓小腿肚，觀察肌肉在手指壓下後彈回的速
度。如果彈回速度正常，便沒有水腫，如果肌肉彈回
的速度緩慢、彈性差，便是有水腫的跡象。

「消除水腫」是我在德國上品水課時，身體得到最深
刻的感受與回饋，上課才一星期，我發現每天補充了
足夠的水分後，雖然沒有體重上的改變，但是每條褲
子大腿與腰部的部分，竟然都更鬆了，一想到喝水能
消水腫，是不是就更有動力每天都多喝水呢？趕快把
水喝足，一星期後，保證就會有驚奇的發現。

● 喝水幫助維持免疫力

喝水絕對可以幫助維持身體的免疫力，也能幫助預防
細菌與病毒的侵入。水能幫助身體排出腎臟、肝臟、
腸道多餘的毒素與廢物，有了健康的身體，自然而然
可以增加免疫力。更重要的是，當身體的水分足夠
時，人體口腔與鼻腔的黏膜也會是濕潤而健康的，這
些黏膜組織是阻擋細菌與病毒的第一道防線，濕潤的
黏膜組織，才有能力阻擋細菌及病毒的入侵。

● 喝水幫腸胃消化，預防便祕

腸胃的消化功能需要靠足夠的水分幫忙。我們胃裡的胃酸是身體的消化液，如果身體水量不夠，有可能會造成胃酸分泌不足的問題，造成吃進肚子裡的食物難以分解，導致一連串的消化不良。

要提高身體消化效率，建議在餐前的 30 分鐘飲用少許水分。用餐前 30 分鐘喝水，可以提高身體的含水量，幫助胃酸與唾液正常分泌。但是在用餐時，就要避免喝下大量的水分，因為大量的水分會稀釋胃酸的濃度，而使消化的效能降低。

如果是胃酸過多的人，也可以試試看這個小訣竅：在覺得胃酸過多的時候，飲用些許鹼性水或是檸檬水，可以幫助稀釋胃酸。（在下一個章節，也會教導大家，如何使用含有天然礦物質的礦泉水來協助身體運作，包含調節胃酸與利用礦物質，提升身體各部位的工作效能。）

此外，一早喝水也能刺激腸胃蠕動，幫助排出腸道廢物。透過早晨起床喝水的胃結腸反射，可以把握腸道蠕動的機會，順利排便。而平時喝夠水、攝取足夠的油脂，可以幫助腸道潤滑，使糞便不乾燥，容易把腸道內含有纖維質的廢物順利排出。

● 喝水保持頭腦清晰

大腦的含水量高，所以保持大腦正常運作需要靠充足的水分。水分足夠的狀態下，血液能正常運送氧氣至身體各部位。而腦部運作需要大量的氧氣，才有清晰的思考及判斷，並且能加快大腦反應。如果大腦缺水，與各部位的神經傳導就容易受到影響，所有發出的指令都會打折扣，也會讓人感覺疲倦、喪失專注力。

身體缺水連帶造成大腦缺水時，也容易感到頭痛與頭暈，這也是為什麼當人中暑與缺水時，第一個感覺經常就是頭痛與頭暈。當下次感到頭暈或頭痛時，不妨先喝一杯水，看看是否在補充水分後，不舒服的症狀有所緩解。下午若感到疲勞想睡時，記得補充一杯水分，能幫助集中精神。

● 透過喝水調節體溫

人體的體溫維持在 36 ～ 37 度左右，平時皮膚毛孔會隨著體溫以及外在環境的溫度調整毛孔大小，增加或減少水分的排出。天氣冷時，皮膚會關閉毛孔，將水分保留在體內幫助維持體溫，當天氣太熱，身體就會藉由流汗讓水分由毛孔蒸發散熱，降低身體的體溫。夏天適當補充水分，便是透過喝水調節體溫不至於過熱，是避免中暑的好方法。我們生病發燒時，醫生也

會提醒我們補充大量的水分，透過水分幫助調節體溫以及帶走體內的細菌病毒。

● 預防老年癡呆

身體缺水會造成老年癡呆症！在德國上課時，老師討論起這個議題，真是讓我嚇了一跳，完全沒想到身體缺水會造成這麼嚴重的後果！大腦的運作，需要水分透過血液輸入氧氣至大腦，如果長時間缺水，大腦處於不健全的狀態，便會造成許多功能的衰退或喪失。缺水的大腦除了會降低反應速率外，也會造成大腦無法正常分泌人體需要的激素，進而關閉許多功能，處於休眠狀態。因此，預防老年癡呆症的好方法，便是讓腦部的養分與氧氣充足活絡，若能補充幫助排出身體廢物的礦泉水，更能提高腦部運作功能。

● 預防泌尿道、膀胱感染及腎結石的風險

我們的身體每天透過腎臟代謝水分供給全身使用，再由膀胱、輸尿管、泌尿道把尿液排出體外，所以攝取足夠的水分才能使身體的廢物順利代謝掉。若水分飲用得太少，排尿不頻繁，細菌便容易長時間停留在膀胱與泌尿道，增加感染的風險。而尿路結石更是因為長期飲水量不足，導致尿液量少，沒辦法將較小的結石藉由尿液順利排出，久而久之就會形成大顆、無法自行排出體外的結石。

同場加映 **喝水迷思 Q&A**

Q1 都聽說多喝水好，水喝越多越好嗎？

喝水需要依照每個人的體重、體質以及生活型態與居住環境做調整，並不是喝越多越好。體重較輕的人，每日所需要的水分總量會比體重高的人少；而運動量大的人也會需要較多的水分。短時間喝下過多的水分，也會讓身體產生低血鈉的風險，所以喝水需要適時、適當、適量。

Q2 可以只喝氣泡水取代一般飲用水嗎？

氣泡水中的氣泡，是將二氧化碳溶於水中。相對於一般的飲用水而言，氣泡水只多了二氧化碳。以身體需要的水分來說，氣泡水是可以取代一般飲用水，用來補充一天需要的飲水量。但是，如果是吃藥需要飲用的水，建議還是使用無氣泡的一般飲用水，以免因為二氧化碳改變藥品的分解以及血液裡代謝藥物的速度。

Q3 喝氣泡水會傷害牙齒嗎？

喝氣泡水不會對牙齒造成傷害。氣泡水不如一般碳酸汽水為強酸性，且氣泡水快速通過口腔時並不會在牙齒上停留很久，所以不會造成腐蝕牙齒的風險。

Q4 喝茶與咖啡可以取代水嗎？

咖啡與茶無法取代水作為身體所需的水分補充。因為咖啡與茶都含有咖啡因的成分，如果喝了茶或咖啡，會因咖啡因的作用而使得體內的水分快速流失，這樣反而會造成身體缺水。所以如果當天有喝茶或是咖啡，都要記得補充等量的水分，身體才不至於陷入缺水的狀態。

Q5 可以只喝牛奶取代水嗎？

許多家長希望孩子長得高，平時讓孩子以牛奶取代水分，但是牛奶裡面除了水分還含有蛋白質以及脂肪。牛奶提供身體養分的同時，卻沒辦法提供足供的水分幫助身體分解養分，再輸送給各器官運用，孩子還是需要足夠的水分幫助正常的吸收、排泄以及代謝廢物。

Q6 瓶裝水有保存期限嗎？

瓶裝水如果存放在通風良好、溫度適中且陰暗的環境下，一般可以保存兩年左右。水一旦裝入瓶中，除非在運送的過程中損壞了瓶身，或是瓶蓋鬆脫造成外界的異物，例如：細菌、病毒、雜質或是髒汙，進入了瓶中而汙染水質，才會造成水質改變。另外，水的存放條件也是維持瓶裝水安全穩定的重要因素！如果礦

泉水的保存環境不佳,或者選擇裝瓶的容器品質不好,經過長時間運送或高溫、高壓的儲存環境,便容易因為瓶內的化學物質溶出而造成變質。而當有塑膠毒素融入水中,便會產生難聞的氣味;但是如果只是少量溶出,雖然喝不出變異的氣味,卻還是會把毒素喝進身體裡,長久下來也會對身體造成不良的影響。因此,即使保存良好的水,也建議趁新鮮的時候盡快飲用完畢。

Q7 水與身體酸鹼值有關係嗎?

人體對於酸鹼值有自動調節的功能,身體中血液的酸鹼值會維持在 pH 7.35 ～ 7.45,不會因為大量攝取酸性或是鹼性食物而造成太大的改變。大部分的食物進入胃部後也會被強酸的胃酸消化。對於胃酸過多的人,若在餐前攝取些許鹼性水,有些許中和及稀釋胃酸的功能。

Q8 礦泉水可以加熱嗎?

礦泉水可以加熱飲用。當礦泉水加熱時,不會改變礦泉水中的礦物質成分,所以是可以加熱拿來泡茶與泡咖啡的,除了氣泡水加熱過後,二氧化碳會隨著消失,其他成分不會改變。

第二章　聆聽身體的聲音　你缺水了嗎？

礦泉水

1 德國醫師的處方箋裡有礦泉水？

在德國上課的時候，老師總是拿出各式各樣的礦泉水考驗我們的意志力。有一天老師神秘兮兮的拿出一瓶深綠色玻璃瓶身的水，告訴我們這瓶水非常特別，大家都興致勃勃的想要試試看，誰會放過累積經驗的機會呢？班上大膽的男同學迫不及待的喝一大口，馬上就嚷著說：「哇！這是什麼？也太難喝了吧！？」「老師，這水壞掉了嗎！？」於是我與其他同學便小心翼翼的先嗅聞了水的味道，一聞發現：不得了！這是什麼味道？怎麼飄著跟水溝一樣重重的異味？當下我也同意同學的說法，覺得老師應該是拿壞掉的水，故意測試我們是否能夠分辨，只能說第一位同學太冒失了，怎麼不多觀察一下就吞入口中呢？

這時候，老師露出一副「拐到你們了！」的表情，叫我們仔細閱讀瓶身的內容物標示，我們才發現這瓶水竟然有高達 2000mg/1 以上的礦物質含量，難怪味道不是普通的重，強烈的氣味讓人忍不住皺眉！複雜的礦物質含量，使得水的味道完全改變成苦澀又難喝的水。老師宣布答案：「這是德國特有的藥用礦泉水唷！是需要醫師開立的處方箋，照著醫囑飲用的礦泉水。」透過老師的解釋才知道，德國有些礦泉水裡面

含有大量的天然礦物質，這些天然的礦物質可以幫助修復骨骼、肌肉、增加鈣質，以及其他各式各樣因為缺乏礦物質或是電解質而產生的疾病，甚至能調節神經傳導穩定神經。再加上，礦物質溶解於水中，若透過飲用礦泉水，身體的生物利用率高，也就是吸收效率比較好，甚至比吃藥來得的更有效率。所以德國的醫生會把這些特殊的天然礦泉水當作處方箋，代替藥物開給病人服用。病人再根據自己拿到的醫囑，每天飲用醫生指定的礦泉水，便可以達到修復身體的效果。

經過這樣的解釋，班上的法國同學也回想起，在法國，有著許多有名的水療中心，大多是以溫泉為基底，如：Vichy 薇姿及 La Roche-Posay 理膚寶水。例如在法國的理膚寶水的水療中心，因為自然湧出的泉水含有天然礦物質與微量元素，醫生也會開立處方，指導病人浸泡或是飲用而取得皮膚、傷口、免疫系統等身體及心靈上的修復與平衡。

而在德國，這些藥用礦泉水都是經過當地的藥品管理署認證，且受到藥事法管理的。能標示藥用礦泉水的品項，都需要經過實驗證明有實際的醫療功效，符合醫藥的裝瓶規範，並在出貨前完成檢驗，比一般的天然礦泉水規範更加嚴格。不只檢驗、販售方式如藥

品般被把關，更不能像一般礦泉水打廣告，瓶裝的標示也特別嚴格要求，除了水源產地及內容物，還需要包含療效、基本飲用方式、注意事項以及副作用，就如藥品一般要詳細標示。

老師給我們試喝的那瓶礦泉水，除了高鈉含量外，還含有高濃度的鎂與鈣。對於缺鈣和運動受傷需要修復神經與肌肉的病患來說，就可以直接利用天然的礦泉水來修復身體，既吸收快速，又可以避免吃藥對身體代謝所造成的負擔，實在佩服德國人與法國人利用天然資源幫助修復身體的研究精神！

品水體驗：特殊成分能幫助身體修復的礦泉水

在德國的時候，我曾拜訪一間礦泉水廠，很幸運可以直接去參觀最初泉水湧出的源頭，這個源頭含有豐富鐵質的天然礦泉水，靠近水源就可以看到水流出後，因為碰到空氣而氧化形成的暗紅色鐵鏽沉積。我直接用手接了泉水來喝，感覺就像用了生鏽的杯子裝水而喝到充滿金屬的腐鏽味道。在歐洲為了口感好喝，鐵質是可以從礦泉水中抽取出來的少數礦物質，但也有些廠商會特意保留鐵成分，作為含鐵的礦泉水，給予貧血、缺鐵的人飲用。在歐洲，使用含鐵的礦泉水治療貧血的病人可以追溯到羅馬時代，當時為了治療貧血，以及提供戰場上的戰士安全又可以補充鐵質的礦

泉水，像這樣含有鐵成分的礦泉水能幫助細胞再生、
傷口修復，在以前戰爭時，會特別裝桶運送到戰場，
提供給前線的戰士飲用。

2 補充礦泉水能解決身體的亞健康問題

睡眠品質差

睡眠品質差有許多原因：賀爾蒙失調、情緒困擾、壓力過大，也有可能跟礦物質失調有關唷！現代人普遍都有睡眠問題，不論是睡不著、睡睡醒醒或是淺眠，都可能跟身體神經及肌肉緊繃有關。這時可以試著多補充含有鎂的礦泉水，來幫助改善睡眠品質！鎂除了為心臟及肌肉不可缺的物質外，更能幫助神經傳導及肌肉放鬆，穩定情緒、安定神經細胞，是重要的「放鬆礦物質」，更能幫助調節退黑激素、調節生理時鐘。礦物質鎂除了幫助放鬆肌肉、預防夜間腳抽筋，補充足夠的鎂，也能降低焦慮及沮喪，幫助預防憂鬱症，而情緒平穩也是幫助入眠的重要一環。

除了鎂，補充適當的鈣質也能幫助肌肉放鬆，對睡眠品質做出貢獻。鎂與鈣為兩個密不可分的礦物質，同時補充可以幫助充分吸收。人體最好的鈣、鎂吸收比例為 2：1，所以在選擇礦泉水時，也可以挑選鈣、鎂黃金比例的礦泉水。

造成過敏的反應的過敏原有很多，環境因子、食物、花粉、動物毛髮、藥物甚至肉眼看不到的小生物，都可能會讓免疫系統拉警報！當身體水分不足時，氣管與腸道的黏膜就無法利用黏膜細胞幫忙阻擋過敏原。當遇到過敏原刺激時，身體會釋放組織胺，刺激黏膜分泌包覆過敏原排出，而導致皮膚紅腫搔癢、打噴嚏、流鼻水、眼睛癢，但過多的組織胺分泌也會讓氣管緊縮而產生呼吸急促、咳嗽、氣喘等症狀。當身體缺水時，組織胺會大量分泌調節身體水分，更易造成過敏的症狀，尤其是組織胺若進入肺部，便會造成小支氣管收縮，引發過敏性的氣喘。

除了補充足夠的水分外，選擇有鎂含量的礦泉水也能幫助改善過敏症狀，特別是過敏性的氣喘，鎂的成分有如天然的抗組織胺，可以鎮定支氣管，放鬆氣管的平滑肌。如果有過敏的困擾，一定要每天補充足夠的水分，正常的代謝也能幫助過敏原快速排出體外。

頭痛、偏頭痛與頭暈

頭痛雖然不是大病，但是卻會讓人專注力降低無法思考，也會讓情緒煩躁。頭痛時別只忙著找止痛藥，因

為頭痛也可能是大腦發出的缺水訊號！大腦缺水時，大腦的血流與含氧量減少，為了維持正常運作，血管會擴張運送更多的血液及氧氣至腦部，嚴重時會感到頭痛。所以，找止痛藥前，試著先喝一杯水，也許可以不吃藥，就解決頭痛的困擾喔！

尤其喝一杯豐富礦物質的礦泉水，補充鎂與鈣，可以更有效緩解頭痛症狀，除了鈣、鎂能幫助肌肉放送及神經傳導，缺乏鎂與鈣也會造成偏頭痛與頭暈。此外，低血壓也常會感覺到頭暈不適，若常有低血壓的情形，可以稍微增加日常的飲水量，提高身體內的血容量，減緩低血壓的發生。

精神緊張、心悸、焦慮

壓力、忙碌的生活及都市的擁擠時常會讓人感到精神緊張，甚至產生心悸及焦慮。在每天補充水分時，選擇加入一些含鎂的礦泉水，可以利用礦物質鎂的特性幫助放鬆神經，穩定神經傳導，預防憂鬱與焦慮。鎂更是幫助心臟運作的重要物質，堪稱心臟的燃料，力量的來源，幫助對抗焦慮與壓力給心臟帶來的負擔。人在缺水的時候，也容易感覺焦慮、情緒煩躁不穩定，花點時間慢慢的補充一杯水，藉著喝水緩和呼吸及情緒，不但能補充水分也能使心情穩定。

現代人待在辦公室的時間長，使用電腦與手機的時間也隨著增加，甚至移動時，在各種交通工具上也低頭盯著手機看，固定姿勢維持久了之後，便容易肌肉緊繃僵硬。雖然許多人都有運動習慣，卻也還是常感到肌肉僵硬、伸展不靈活，甚至動作太大、太快時也容易拉傷，這些跡象有可能也是因為水分不足而造成的唷！

人體的椎間盤是脊椎骨間的軟骨組織，幫助支撐骨骼與緩衝骨骼之間的摩擦。而軟骨含有大量的水分，並有潤滑液包覆做為骨骼間的保護。當我們坐著時，椎間盤長時間受到擠壓，需要靠身體中的水分做為彼此間緩衝的潤滑液。若身體水分不夠，緩衝的潤滑液也會減少，造成彼此的磨損與壓迫，便容易造成椎間盤及坐骨神經痛。即使沒有久坐久站，若長期處於缺水狀態，軟骨也會因為乾燥而容易磨損，就容易一彎腰、改變姿勢都會覺得腰痛。

肌肉的外層有筋膜包覆，肌肉與肌肉之間也有許多韌帶連結，而除了肌肉含水量高之外，筋膜與韌帶都是由大量的水分組成，而筋膜更需要足夠的水分在組織間流動。如果身體處於缺水的狀態，我們的筋膜與韌

帶的彈性便會降低僵硬，而黏著在肌肉上，維持固定
姿勢一段時間後，若想舒展筋骨時，就會感覺到緊
繃、疲乏，也特別容易拉傷。

除了補充足夠的水分，可以選擇添加鈣、鎂成分的礦
泉水，協助神經傳導、強健骨骼，放鬆肌肉。而且肌
肉又是由蛋白質與水組成的，要減少肌肉緊繃與腰酸
背痛，還是要為肌肉組織打好強健的基底，補充足夠
的水分，對於進行重量訓練增加肌肉的族群特別重
要！

關節僵硬、疼痛

關節僵硬、疼痛也跟身體缺乏水分有關喔！關節中的
軟骨與骨頭間充滿著以水分為主的組織液，這些組織
液扮演著重要潤滑劑來做為關節與骨頭間的緩衝。身
體含水量的多寡，會直接影響到關節軟骨與骨頭間的
靈活度。維持關節健康最重要的就是水分，當身體缺
水時，會降低關節組織液的水量，當關節組織液缺少
便會減少浸潤在軟骨的液體，造成摩擦力增加，使關
節不靈活。軟骨若長期處於脫水狀態，容易因磨損使
得關節出現紅腫與疼痛。尤其是隨著年紀增加，身體
水分下降，更容易造成關節軟骨磨損。雖然市面上有
許多藥物能保護軟骨組織並幫助修護，但是若水分不

足還是會一直處於磨損的風險。如同給車子的齒輪加上順滑油一般，人體運作也需要隨時加滿水！舒緩關節僵硬可以嘗試補充含矽的礦泉水。含矽礦泉水對於韌帶、肌腱、結締組織的組成與修復都有幫助，也可以幫助鈣質吸收得更好！

便秘

便祕是缺水最有直接關聯的症狀了！一個人如果只進食而沒有排泄，不但會消化不良，更會感到全身不自在。要維持排便的順暢，除了每天要攝取蔬菜水果的纖維質外，也需要適當的油分，以及攝取足夠的水分。很多人遇到便祕問題，第一個直接想到的是幫助腸道消化的酵素與益生菌。酵素與益生菌都是消化道的好幫手，可以促進腸胃蠕動增加消化道的工作效能，但如果身體缺水，腸道的基本蠕動能力便會下降。排便時，身體所要排出的糞便以纖維質包覆，如果水分不足，纖維質便容易黏著於腸道上，難以排出。所以，預防以及解決便秘的第一要務，就是要補充足夠的水分，促進腸蠕動機能，也讓糞便夾帶足夠的水分，才能柔軟成形，方便排出！特別是早上起床的第一杯水，可以誘發胃和結腸反射，並讓大腸產生劇烈蠕動，幫助順利排便。礦泉水中含有硫酸鹽成分的水，有天然瀉劑的作用，在需要幫助排出身體毒素

與廢物時，可以試著喝一些含有硫酸鹽成分的礦泉水喔！

水腫

水腫是許多女生的困擾，排除掉心臟跟腎臟問題而引起的水腫，水腫與身體的代謝能力、鹽分攝取以及飲水是否足夠有關。如果缺乏運動，或是因為壓力賀爾蒙增加也會影響水分在身體的滯留。鹽分攝取過多而滯留身體的水腫，只需要攝取些許富含鉀離子的礦泉水，或是降低鹽分攝取量就能逐漸排除滯留的水分。當水分攝取不夠，大腦也會發出訊號讓身體各部位保留多餘的水分，以應付基本的生理需求，這時就容易造成缺水性水腫，只要喝夠需要的水量，身體就會自然排掉多餘的水分。要增加身體的新陳代謝與水分代謝，可以藉由飲用高礦物質礦泉水來提升身體代謝率，自然降低水分在身體滯留的機會。

亞健康的問題種類很多，雖然感覺身體沒有大麻煩，但許多小問題總是讓身體覺得不舒服。這些小問題如：頭痛、疲勞、睡眠問題、身體的緊繃痠痛等等，可能都是因為忽略身體缺水與缺乏礦物質所發出的小訊號！大部分人在長期缺水的狀態又要應付平日生活與工作上的高度壓力，更容易忘記要好好照顧身體，

時常忙碌到連喝水都忘記，而這樣的身體就像一台動能不足的火車，卻得隨時燃燒、全速前進！如果身體已經對你發出這些亞健康的小訊號，請趕快檢視是否要調整自己的飲食與作息，從最簡單的好好喝水開始，喝足身體所需的水量、補充足夠的礦物質，就能幫助重新調整及舒緩身體的運作，回到健康又充滿能量的生活模式！

3 破解礦泉水的秘密：看懂成分表

礦泉水依溶解的礦物質成分多寡，分為：低礦物質含量礦泉水、中高礦物質含量礦泉水以及高礦物質含量礦泉水。要判定一瓶礦泉水內礦物質含量的高低，品水師會使用 TDS（Total Dissolved Solids）來分辨，也就是溶解性總固體值，這可以告訴我們總共有多少含量的礦物質在一瓶水中。市面上也有販賣專門檢測 TDS 數量的檢測儀器，放在水裡便可以告訴我們一杯水內溶入了多少物質。

TDS（Total Dissolved Solids）：
溶解於液體內的礦物質總含量

進口礦泉水的瓶裝標示都會清楚的列出所含的各個礦物質含量各有多少，一般用的單位是 mg/l：每公升含有多少毫克的含量。只要把標示上每公升的礦物質含量全部加起來，就可以得到一瓶礦泉水的 TDS，也就可以判斷一瓶礦泉水中礦物質含量的多寡。

● **超低礦物質含量礦泉水：TDS < 50mg/l**
超低礦物質含量的礦泉水為總礦物質含量低於 50mg/l 以下。在德國，最低礦物質含量的天然礦泉水為

13mg/l，幾乎接近蒸餾水，口感清澈略帶甜味。超低礦物質礦泉水因為礦物質稀少，不會影響腎臟代謝功能或血壓，在飲用時較不需要擔心造成身體負擔，最適合用於淨化身體、幫助排出身體毒素與廢物。超低礦物質礦泉水也有利尿的作用，可以幫助尿酸排出，減少痛風的風險。

● 低礦物質礦泉水：TDS < 500mg/l

低礦物質含量礦泉水礦物質含量少，所以通常味道比較清爽，不會帶有太多甜味，為一般人較容易接受的口感，同時保留些許礦物質，如果鈉含量不是特別高，可做為每日補充水分的基礎。

● 中高礦物質含量礦泉水：500mg/l ～ 1500mg/l

中等與中高含量的礦泉水都含有許多的礦物質，口感也會因為溶入的礦物質而不同，較有層次與豐富性。而不同比例的礦物質，也會創造不同的口感與味覺。舉例來說，如果鈉含量較高，就會明顯的喝到水中的鹹味。若鈉含量低，其他礦物質的成分偏高，就會由別的礦物質來主導一瓶水的口味。有了不同成分的變化，就可以根據自己的需求與口味的喜好來挑選不同的水。中等至中高含量的礦泉水，礦物質含量較多，可以根據自己身體不同需求及配合自己飲食習慣來挑選含有不同礦物質的礦泉水。

● 高礦物質含量礦泉水：TDS > 1500mg/l

高礦物質含量的礦泉水通常來自特殊的地理環境，礦泉水經歷長時間流經山脈與儲存於地底而溶解出大量的礦物質，屬於稀少的類別。這樣的水口味複雜、特殊，也容易感受到不同的氣味與質地，但是對於需要多種礦物質幫助身體運作，以及大量運動的運動員來說，是補充流失汗水與礦物質的最佳來源。

計算礦泉水的 TDS 與檢視各礦物質含量

舉例：S.Pellegerino mg/l

Sulfate 402	Bicarbonate 243
Calcium 164	Magnesium 49.5
Chloride 49.4	Sodium 31.2
Silicon 7.1	Strontium 2.7
Potassium 2.2	

TDS=951.1 mg/l （中高礦物質含量礦泉水）

礦物質含量越高的礦泉水，會因為礦物質複雜，而產生較多不同的滋味，而多種的礦物質，所能分配給身體的營養也相對較高，但是卻不代表越高礦物質含量的礦泉水就適合每個人飲用！有些超高礦物質含量的藥用礦泉水，醫生也許只會要求病人一天喝上一杯而

已。礦泉水的挑選需要配合自己身體的需求，挑選需
要的礦物質在喝水時同時增添身體營養素。而礦物質
含量的高低，也會直接影響礦泉水喝起來的感覺與味
道，多喝幾種不同高低礦物質的礦泉水，就能慢慢的
透過礦泉水的質地、濃稠度與口味來分辨礦物質的含
量多寡。

4 礦泉水成分中有哪些
天然的礦物質？

礦物質是人體運作重要的成分，由於人體無法自然形成，需要透過飲食來補充，因此喝礦泉水，就等於喝了添加了豐富礦物質的補品。而融入水中的礦物質，不但是純天然來自大地的禮物，利用喝水一起同時補充更易被人體吸收。具有多重礦物質含量的水，還能幫助提高身體代謝率、幫助調整生理機能。

礦泉水根據泉源所在的不同地理位置而溶入不同的礦物質，水在地底中的儲水層又因為岩層成分的不同，儲水時同時自然溶解了各部位不同的礦物質。因此，不同產地與區塊的礦泉水，便會夾帶蘊含當地風土的礦物質成分。有時候同個地區相距數公里的兩個不同水源，也有可能產生不同的礦物質成分。火山岩地質、花崗岩的質、萊姆石、石灰岩層……等等，不同成分與數量的礦物質含量，都是造成每瓶礦泉水都獨一無二的原因。

礦泉水中常見的礦物質成分有：鈣、鎂、鈉、鉀，另外在特殊岩層的地形還會帶有：矽、氟、鐵、鋅、碳酸氫鹽、氯等礦物質。這些身體無法自行製造的礦物

質，若透過礦泉水補充，不但方便又好吸收，最重要的是全天然的成分不造成身體多餘的負擔。來看看這些水中的礦物質，對我們的身體會有些甚麼幫助！

礦泉水中常見的礦物質

● 鈉 Sodium

食物攝取來源：食鹽

每日建議攝取量為 550mg ～ 2300mg

鈉為我們每天需要攝取的必須礦物質，我們每日也會透過用餐從食鹽攝取。鈉離子幫助維持身體水分的平衡和血壓穩定、幫助轉換酵素也幫助維持身體的滲透壓。正常人一天約需要 6g 的鹽分，很容易隨著重口味的飲食而攝取過多。如果平時飲食習慣為重口味者，需要避免飲用高鈉含量的礦泉水。而若經歷大量流汗或是脫水（腹瀉、發燒），身體隨著汗水、尿液流失大量的鈉時，就需要增加鈉的補充來維持身體平衡。另外需要注意的是，鈉是透過腎臟代謝，如果腎臟功能與心臟功能不好的人，都需要注意自己的鈉攝取量，也不適合飲用鈉含量高的礦泉水，以免造成身體負擔。

註：高鈉含量礦泉水：200mg/l 以上；低鈉含量礦泉水：20mg/l 以下

● 鈣 Calcium

食物攝取來源：牛奶、綠色蔬菜、芝麻、優格

每日建議攝取量 1000mg（隨年齡調整）

鈣質為骨骼、牙齒及人體組織的重要成分，也是幫助神經傳導與肌肉細胞所需要的重要物質。鈣質會幫助肌肉收縮與放鬆、調節心律、促進血液凝結，也影響許多賀爾蒙的形成。成年的男性每日平均需要攝取800mg 的鈣，女性每日則需要 1200mg。鈣質不足會直接影響骨骼，而女性體內的鈣質在成年後會隨著年紀降低，中年以後更會快速流失，鈣質不足容易造成骨質疏鬆症，其他因鈣質缺乏相關的症狀還有頭痛、容易過敏、肌肉緊繃、心律不整及軟骨症。對於不喜愛喝牛奶或對牛奶過敏的人，可用含鈣的礦泉水來取代牛奶鈣質補充。

● 鎂 Magnesium

食物攝取來源：全穀食物、堅果與種子

每日建議攝取量男性 350mg、女性 300mg

鎂離子可幫助建構骨骼與肌肉，也能幫助神經傳導與放鬆肌肉、預防抽筋。鎂也是維持心臟強健的重要礦物質，可幫助減少血栓形成與維持心臟健康，預防心悸與心律不整。鎂離子同樣也是幫助放鬆的礦物質，能有效穩定情緒、降低焦慮，有利於解決睡眠問題以及預防憂鬱。鎂能協助身體酵素活化，幫助鈣與鉀吸

收，甚至能提高胰島素分泌的靈敏性而有助於預防糖尿病，也能促使皮膚生長為美麗養分來源。補充足夠的鎂可以幫助放鬆，緩解偏頭痛。

● 硫酸鹽 Sulfate
食物攝取來源：自來水、礦泉水
每日建議攝取量 1200mg

硫酸鹽為肝臟分解代謝毒素的的重要合成物，能幫助消化系統代謝，並增進膽汁分泌而預防膽結石。而硫酸鹽的成分也如天然的瀉劑，可以促進排泄以及代謝掉身體毒素與廢物。

● 碳酸氫鹽 Hydrogen Carbonate（Bicarbonate）
食物攝取來源：礦泉水

碳酸氫鹽能在身體裡幫助平衡酸性，並降低胃黏膜的發炎，有與胃藥相似的天然制酸劑的作用。高碳酸氫鹽含量的礦泉水還能幫助消化、預防胃食道逆流。

● 矽 Silicon
食物攝取來源：燕麥、糙米、綠豆、啤酒
每日建議攝取量 20 ～ 30mg

矽可幫助鈣質吸收，也連結肌腱、強健韌帶及結締組織。矽離子還能幫助骨膠原形成，強健牙齒、骨骼、指甲。高矽含量的礦泉水：40mg/l 以上，能幫助移

除身體多餘的鋁金屬，因此可以幫助預防老年癡呆症。矽離子也能幫助皮膚膠原蛋白增生、保持皮膚彈性，並幫助皮膚的修復與維持光澤，增加頭髮厚度與韌性。

● 鉀 Potassium

食物攝取來源：香蕉、酪梨、菠菜、牛奶、奇異果、葡萄乾

每日建議攝取量 3510mg

鉀可以調節細胞的滲透壓，幫助身體代謝，維持神經功能正常與肌肉收縮，協助維持心跳及預防中風，為人體必需的礦物質。但因為鉀離子透過腎臟代謝，若腎臟功能不好，便需要特別注意鉀的攝取量。

● 鐵 Iron

食物攝取來源：肉類、燕麥、小麥、菠菜、穀片與雞蛋

每日建議攝取量女 10 ～ 15mg、男 10mg

鐵為血液中氧氣傳導的重要分子，幫助形成紅血球以及賀爾蒙。鐵能增加抵抗力並且幫助消除疲勞、細胞分裂，對於傷口再造與新生有幫助，這也是為何羅馬時代，含鐵的礦泉水為前線戰士專屬的飲水補給。

● 氟 Fluoride

食物攝取來源：貝類、紅茶、鮭魚、牛奶、雞蛋

每日建議攝取量 1mg

氟主要存在於骨骼與牙齒中，能強化牙齒琺瑯質、預防蛀牙，並增加骨骼密度預防骨質疏鬆症。氟化物只能少量存在於水中，有些國家會將氟加入自來水，幫助降低蛀牙機率，但因每日攝取超過 5mg 反而會造成健康危害，所以並不是各國都使用。

● 碘 Iodine

食物攝取來源：海魚、海帶

每日建議攝取量 140mcg

碘幫助甲狀腺賀爾蒙生成，並儲存於甲狀腺。碘有助於降低血中膽固醇、預防動脈硬化。由於含有碘成分的礦泉水非常稀有，只要含有超過 1mg/l 都可稱為含碘的藥用礦泉水。

● 氯 Chloride

食物攝取來源：食鹽、橄欖、海藻

每日建議攝取量：微量

氯具有維持身體電解質功能，可幫助細胞滲透壓穩定，維持身體內水分與酸鹼平衡。

● 鋰 Lithium

食物攝取來源：馬鈴薯、番茄、糙米、牛奶、乳酪

每日建議攝取量：微量

鋰存在於礦泉水中不能超過 7.5mg/l。由於鋰目前還有許多未知性，但能緩和人的精神狀況，可能為治療憂鬱與躁鬱症的重要成分。高濃度含鋰量的水具有毒性。

● 加了二氧化碳的氣泡水

氣泡水是在一般水或礦泉水中融入了二氧化碳的成分，除了增加了氣泡的口感以外，不會影響礦物質的內容，所以二氧化碳是礦泉水中唯一可以添加的添加物，而二氧化碳又具有天然的防腐成分，可以使水保存得更好。除了喝起來感覺清涼外，氣泡水也能增加新陳代謝，幫助代謝掉身體的乳酸，喝了常讓人覺得精神一振。感到胃脹氣的時候，也可以藉由喝一點氣泡水幫助把胃部的氣體排空，但本身患有胃潰瘍、胃食道逆流的人，就不建議飲用大量的氣泡水。吃飯時飲用些許氣泡水，可以幫助胃部增加飽足感、減少食量，達到減少熱量吸收的效果唷！

第三章　最天然的健康補品：礦泉水

挑對

你需要的水

第四章

1 水的種類有哪些：
什麼才是最好的水？

每次一聊到品水，大家都露出疑惑的表情跟許多疑問，一來是根本沒聽過品水這件事，再來是對如何分辨水的不同完全沒有頭緒。其實生活中我們隨時接觸各種不同類型的水，每天煮飯的自來水、泡茶用的山泉水、便利商店買的瓶裝水，加裝淨水器後的過濾水……等，生活中其實有許多不同種類的水，也藏有很多品水的機會，只是大家沒有放慢腳步來品味、發掘。

水看起來都一樣，但是根據在大自然形成的方式不同，會隨著環境的變化而改變水質，水中含有的內容物質也不同，當然喝起來感受也不一樣。來看看平時出現在我們身邊的水有哪些。

自來水：淺層水

自來水是淺層水的代表，我們家裡取得的自來水，是降雨後落入河川、湖泊、溪流、水庫以及接近地表的地下水（例如：翡翠水庫、石門水庫以及澄清湖都是台灣重要的自來水供水地點。）這些自然累積的水

源，透過管線運送至自來水廠，經過沉澱、過濾、消毒，再運送至各家各戶。每個地區的自來水，又會因為各地的環境特徵而不同。有些地區的自來水夾帶較多的泥沙、礦物質或生菌，有些則少。而這些不同的內含物，使每個地區的水喝起來、聞起來、甚至觸摸起來感覺不一樣。

大量的自來水在水廠處理，會根據每個國家設定的不同安全檢驗標準做淨水處理，但是都要達到乾淨、安全、並符合人體飲用的基本需求。自來水也會分為可以生飲以及不能生飲。可生飲的自來水更要達到低生菌數和無重金屬殘留物的標準，且流經安全的管線，才能打開水龍頭直接喝。不過，自來水在運送至各戶的途中，卻存在著許多汙染水質的風險，使得水中生菌與農藥、重金屬含量增加，導致打開水龍頭的用水品質，與出廠時的自來水品質有所差異，反而不能生飲。所以除非清楚了解運送水過程的管線乾淨且安全，不然在使用自來水作為飲用水時，建議還是要煮沸後再飲用。自來水煮沸，不但能殺死大部分的細菌，也能幫助揮發掉自來水中用來消毒的餘氯。尤其當使用自來水準備嬰兒食物與泡牛奶時，更應該確實將水煮沸，避免水中殘留微生物影響身體健康。

純水是經過蒸餾或是高效過濾而取得完全不含雜質與礦物質的水。通常使用自來水這樣的淺層水,透過高溫蒸發或是讓水流經濾心來淨化水質,而水經過過濾後,便可以更進一步降低自來水中可能夾帶的雜質、微生物、重金屬與污染物。水在過濾或蒸餾的同時,也可以降低自來水中的餘氯氣味以及提升喝水的口感,但是也會過濾掉自來水中的礦物質,大大的降低水原本帶有的少量礦物質成分。而過濾水又因為濾心的不同分成許多種類,透過不同的過濾方式,創造不同的喝水口感。

礦泉水 Natural Mineral Water:深層水

礦泉水需要經過長時間一點一滴流經山脈,儲存於地底深層不與外界接觸,是地球深層水源的代表。天然礦泉水因為形成時間長,通常耗時十年至數十年,會溶入流經不同岩層的礦物質,而其水源必須要在湧出時便達到安全、潔淨、低生菌數等適合人體飲用的安全標準,不需要繁複的消毒與殺菌。所以一旦發現礦泉水源,必須要設立水源保護區,來避免水源受到任何汙染。除了設立安全範圍外,還需要定期檢測水源的安全性,確保水源在內容物、溫度、水流量都長期

保持穩定。一旦水源的品質出現任何變動，都得馬上停止生產，嚴格把關飲用安全。在國外，許多礦泉水的源頭，都還能讓附近的居民直接拿瓶子去出水源頭裝水呢！礦泉水只能經過簡單的物理過濾，或移除特定對人體有害的重金屬外，最多也只能選擇不破壞礦物質成分的臭氧殺菌。即使裝瓶及運送後的生菌安全飲用條件，都必須符合規範。所以在歐洲，看到瓶裝水打上 Natural Mineral Water 的標籤的「天然礦泉水」，絕對是經過重重把關，得來不易的水源。

在歐洲作為一瓶珍貴的「天然礦泉水」，必須達到以下的品質標準：

① 必須要是存在於地底的深層水源，水源地需要受到保護。

② 符合直接飲用的低生菌數標準。

③ 水中礦物質含量穩定、溫度穩定。

④ 水中含有礦物質、微量元素或其他功效之元素。

⑤ 重金屬砷、鉛、鉻、錳……等含量，需低於安全標準。

⑥ 需要有政府頒發之水源認可才能裝瓶。

⑦ 礦泉水廠使用之設備，不能影響或改變水質。

⑧ 礦泉水瓶裝容器須受到規範。

⑨ 礦泉水必須由水源地裝瓶。

⑩ 礦泉水瓶蓋必須安全密封。

⑪ 礦泉水若受汙染需要立即停止裝瓶。

⑫ 礦泉水中只能移除:鐵、錳、砷、硫、氟以及二氧化碳。

⑬ 二氧化碳為唯一可添加的項目。

⑭ 礦泉水必須要符合安全飲用規範,可接受的生菌數量需與水源一致。

⑮ 礦泉水的產地、成分需要在標籤上清楚標示。

在台灣地區,根據 CNS 礦泉水國家標準規定,礦泉水是指藏於地下,由自然湧出或人工抽取之天然水源中取得的水,其水源水質應符合主管機關之規定,並標示水權核准字號及水源出處,規範與歐洲的規定幾乎相同。

泉水 Spring Water

泉水屬於地表的淺層水。許多泉水的水源地存在於山間、丘陵或山腳,但是只流經山間的淺層含水地區,形成的時間短,不像礦泉水融入較多的礦物質。山中的儲水層若含水量過多,泉水便會從岩縫流出,也可以經人工使用工具從山壁中的含水層探採取出,水量豐富。泉水也需要符合國家飲水規範,與礦泉水不同的是,泉水可以使用合法的物理及化學淨水方式來排除重金屬及微生物。而大部分市面上的瓶裝水也與泉

水類似，若取得水源為自來水或是淺層的地下水，含有礦物質成分少，會經過殺菌、消毒後裝瓶。

自流井 Artesian sources

自流井的水存在於地底儲水層，較容易於山谷處發現，經由地殼推擠壓力的擠壓而使水自動湧出地平面。因為地形特殊，又經壓力擠壓，水中也容易混入二氧化碳。

氣泡水

氣泡水中含有二氧化碳而產生大小不同的氣泡，喝入口內會感受到氣泡帶來的刺激感。氣泡水又因為水質的不同而分為四種：

1. 天然氣泡礦泉水 Natural Carbonated Natural Mineral Water

礦泉水湧出或探採時，在同樣的溫度與壓力下，持續且清楚可以發現氣泡，自然帶有二氧化碳的礦泉水源。這種礦泉水只存在於特殊的地形，透過地殼的擠壓而混入了二氧化碳，並在礦泉水湧出時，氣體就已經混和在水中。此種礦泉水不只處於深層水源、礦物質豐富，也夾帶氣泡，屬於非常稀少的礦泉水品種。

2. 天然礦泉水─原氣體調整 Natural Mineral Water fortified with carbon dioxide from the source

天然礦泉水的水源地有產生並收集到多餘的二氧化碳氣體，將原產地氣體添加入水中調整口感，或加入同水源地的一般礦泉水，成為氣泡水口感。

3. 加氣天然礦泉水 Carbonated Natural Mineral Water

天然礦泉水添加來自其他來源之二氧化碳，例如添加釀酒產生的二氧化碳，或其他食用二氧化碳。

4. 一般氣泡水

使用自來水或泉水（非天然礦泉水，不含豐富礦物質）經過濾、殺菌、消毒，額外添加二氧化碳製作而成的氣泡水。

海水及海洋深層水

海水佔地球的 97%，是海底生物賴以生存的資源，也是水循環的重要一環。從前海水是無法被作為飲用水的，隨著科技進步，海水也能經過淡化處理變成飲用水。其中常見的海水運用是在中東地區水源匱乏的國家，因為處於沙漠地帶，降雨量非常稀少，能取得的淡水資源非常有限，許多國家便設置海水淡化的設

備，透過滲透、蒸發等過濾方式，除去海水中的雜質與鹽分，將海水轉換成淡水，增加生活可用的淡水以及飲用水量。

台灣也是少數生產海洋水的產地，有些海洋水是抽取海底深層水流相對穩定的區域，加以淡化並裝瓶，深層海水較能避開海面可能被船隻汙染的地區。海水中有許多豐富的微量元素，例如：鋇、鍶、鋰……等，而這樣的特殊性也讓海洋水在歐洲被視為有趣而特別想嚐鮮的水！

冰山水、冰河水、融冰水

冰山水、冰河水與融冰水都是水凝結成冰，融化後取得的飲用水，分布於極地與高山。這些地區因為天氣寒冷，人跡、動物稀少，幾乎沒有汙染，經過下雪與水氣凝結成冰，使得水質純淨，雜質較少，幾乎不含礦物質。冰山水為極地圈的大型冰山，自然脫落掉入海水中，再由打撈船撈上岸，融化過濾再裝瓶而成。冰河水／冰川水為世界上最大的淡水資源，由大量的冰塊堆積而成，如河川一般，隨著冰川流動越接近地海拔的地區，冰川水便會融化而成流動的水源。融冰水是指一般高山上（如阿爾卑斯山）山頂長年積雪，隨著夏季天氣轉熱時，或是海拔逐漸降低的地方，發

現開始融化、隨著冰柱滴下的雪融水。這些水大多處於天氣嚴寒、地勢險峻的山區，雖然水質清澈但都經過長年的時間凝結，有些冰山水形成時間甚至超過數十萬年，取得不易，產量大小不一定，有些量大、有些稀有。

水的種類那麼多，到底哪種最好？其實沒有標準答案！除了純水以外，其他的水中都還有不同的內容物與特色，包含：礦物質、二氧化碳、微量元素等等。其實喝水與我們每天選擇食物一樣，需要多元化的攝取，除了喝到身體代謝所需的量以外，也可以透過喝水補充各種營養。先學會分辨各種水源對身體的幫助以及影響，再根據每個人的年紀、需求、生活型態與身體狀況挑選適合自己飲用的水。透過學習品水、喝水，可以更了解水的成分與質地，每天都可以根據自己的狀態，挑選當天最適合自己身體的好水，每天都可以享受喝好水的生活！

在選擇任何一種水之前，都要先了解自己的身體狀況，尤其是要了解腎臟的代謝與心臟的狀況。如果問我喝什麼水好，我都會先詢問：你的腎臟好嗎？是否有腎臟疾病或者心臟疾病？腎臟是人體代謝水分的主要器官，如果喝了礦物質含量過高或是喝的水量太多或太少，都容易造成腎臟代謝的負擔；對於心臟病的病人，水分代謝也會因為攝取量造成靜脈血管的血流代謝不佳而造成水腫與心臟負擔。所以，有腎臟與心臟相關疾病的病人，特別需要與醫師商量，慎重的選擇飲用水的種類與控制飲用量，包含飲用速度及頻率。尤其是腎臟代謝不好的人，更只建議飲用純水或是低礦物質量的水，避免增加腎臟的工作負擔。

一般成年人的飲水，我建議與飲食一樣，選擇多元的類型飲用。除了家用的過濾水或是煮沸過的飲用水以外，應該時常根據自己的需求以及生活型態，例如：長時間在戶外工作的人，或是依運動量、飲食習慣等等，來挑選、補充含有各種礦物質的礦泉水。舉例來說：女性需要多補充鈣質，就可以選擇鈣質含量高的礦泉水；大量運動時，可以選擇含有鈉的礦泉水來補充隨汗水流失的鹽分。

建議大家選一種自己喝起來最順口、覺得好喝的水作為每日水分補充的基本款，再搭配豐富的的礦泉水選項來增加身體的礦物質含量。最重要的是，每天要先喝到自己的人體基本需求水量，再循序漸進的根據增加不同類型的礦泉水，觀察自己的身體狀態與生活習慣來挑選對身體有益的天然補品。

3 瓶裝水怎麼挑選

每次進入便利商店，看到琳瑯滿目的瓶裝水，大家都怎麼選擇呢？在我還沒成為品水師以前，除了思考想喝的是氣泡水或是一般水以外，就是看哪個瓶裝漂亮、可愛、吸睛！或是看看哪個牌子的礦泉水有優惠，或是選擇有看過廣告的品項，覺得喝起來比較可靠。在台灣，如果我們需要買瓶水，通常都會說「我要去買瓶礦泉水」，或是跟朋友說「幫我買瓶礦泉水。」其實我們以為的礦泉水，只是對瓶裝水習慣的稱呼，大部分市面上看到的瓶裝水不見得是礦泉水唷！礦泉水除了瓶裝標準嚴格，過濾與消毒方式也都需要嚴格管控，最重要的是要含有天然的礦物質。因此，學會看包裝上的成分資訊，可以讓我們更容易選擇到適合自己飲用的水！

礦泉水、瓶裝水成分表怎麼看？

拿到一瓶瓶裝水，我會先看瓶身標籤是否有礦物質的成分表，透過成分表來尋找需要的資訊。我們在TDS 的部分有提到礦物質的含量，都是以每公升含有多少毫克的礦物質來計算，也就是 mg/l。如果瓶身上有標明礦物質成分，我會先看一瓶水的鈉含量有

多少？以德國為例，超過 200mg/l 以上鈉含量的礦泉水，才會被稱之為高鈉礦泉水，小孩與腎臟、心臟等代謝能力不佳的人，是不建議作為日常飲用的。

台灣的礦泉水大部分鈉含量都低於 200mg/l 以下，但是除了判斷自己的代謝能力以外，也要考慮到自己日常飲食是否已經攝取足夠的鹽分。如果平時口味較重，就要多留意一下選水時的鈉含量占比。

如果不用考慮鈉含量，再來就要檢視一瓶礦泉水含有哪些礦物質，標示上都會把鈣、鎂、鈉、鉀和其他礦物質如碳酸氫鹽、硫酸、氯等等也標示出來。我們可以把礦泉水標示上的礦泉質數值加總，看這瓶礦泉水的總礦物質量 TDS 有多少，判斷是屬於高礦物質水、中等礦物質水、還是低礦物質含量的礦泉水，協助判斷礦物質的含量高低，是否符合身體的需求。最後，參考礦泉水中不同成分對身體的幫助，再依照自己需要及想要補充的礦物質做選擇。

礦物質含量指標：每公升含有礦物質含量高於或低於以下標準：

高鈉礦泉水： 鈉含量 200mg/l 以上	低鈉礦泉水： 鈉含量 20mg/l 以下
高鈣礦泉水： 鈣含量 150mg/l 以上	高鎂礦泉水： 鎂含量 50mg/l 以上
高碳酸氫鹽礦泉水： 600mg/l 以上	高硫化物礦泉水： 200mg/l 以上
高氯化物礦泉水： 200mg/l 以上	

進口礦泉水挑選範例：Orezza

Calcium 185	Magnesium 16.5
Sodium 6.9	Potassium 1.55
Bicarbonate 710	Chloride 10
Sulfate 14	Fluoride 0.17

TDS：944.12mg/l （中高礦物質含量礦泉水）

根據 Orezza 的礦物質成分表，我們可以知道這是一瓶低鈉含量的礦泉水。總體 TDS 加總為 944.12mg/l，為一瓶中高礦物質含量礦泉水。其中鈣含量 185mg/l 超過 150mg/l，可以歸納為一瓶高鈣含量的礦泉水，碳酸氫鹽的含量也相當高，還含有其他少量的礦物質成分。藉由這些資訊，我們可以推薦這瓶水給想要增加鈣質吸收的人，也可以推薦給希望透過碳酸氫鹽幫助胃部消化的人。

第四章 挑對你需要的水

在選購瓶裝水的時候，除了看懂瓶裝的礦物質成分表，台灣裝瓶的瓶裝水都會嚴格要求標明：品名、成分、含量、pH 值、水源別、水源地點、水源權狀登記字號、製造除菌方式、所添加之氣體或成分及含量。這些看似複雜的資訊其中，歸納以下 3 個重點，幫助大家在購買瓶裝水時快速的判斷水質與包裝是否符合飲用安全。

1. 水源資訊

水源資訊包含水源別、水源地點與水源權狀登記。安全可裝瓶的水源，都會在瓶身標明清楚政府頒發的水源權狀登記，並列有水源的地址以供查證。水源別會依照水的出處分為：地面水體、地下水體、自來水、海水……等。地面水體也就是一般的淺層水，包含湖泊、河川、池塘、水庫的水。自來水也是地面水體，經過自來水廠的沉澱、過濾、消毒後輸送至裝瓶場。地下水體則屬於地底下儲水層的水，大部分的天然礦泉水是位於地底深處，含有天然的礦物質。水源資訊標示清楚的瓶裝水，不但可以讓人清楚知道水的出處是哪邊，也可以用來判斷是否是屬於礦泉水的等級。

2. 塑膠或玻璃瓶裝

一般為了方便攜帶，市面上的水都是以輕便的塑膠瓶盛裝，但塑膠瓶在運送過程若遇上碰撞或擠壓，容易有氣體或是異物滲入。若是運送或保存的倉庫中遇到高溫、高壓的環境易溶出塑膠瓶中的化學成分，造成水質變異，喝了對人體健康會造成傷害。而玻璃瓶因為密封，也較不容易因為溫度、壓力而變質，也不會產生異味，如果可以選擇玻璃瓶，是對飲用安全較好的選擇。而使用塑膠瓶時，最好選擇底部數字標示一號的 PET 寶特瓶。寶特瓶，耐熱度為 60 ～ 85℃，瓶底除了會有三角形「1」號的標示，瓶身一體成型無接縫，底部為一個圓點狀，適合拿來裝水。如果是「3」號的 PVC 聚氯乙烯，底部為一條線的接縫，較有可能因為遇熱釋放塑化劑影響兒童賀爾蒙或是引發過敏。不論哪種塑膠瓶裝，在台灣夏季炎熱的海島型國家，容易遇到太陽直射或在高溫的密閉空間，如：悶熱的倉庫或運輸車、擺放在路邊、或是放置於車內。在台灣，瓶裝水運送及存放比起其他乾燥、寒冷國家多出許多風險，相對濕熱的氣候容易使塑膠瓶釋放毒素造成水質變異。所以夏天時，不要將塑膠瓶裝水存放在車內或室內的窗邊，多使用不透光或是非塑膠類的水壺裝水。而且台灣便利商店更是三、五個街口就一家，建議需要補充水分的時候，再去超商選購製造日期鄰近、新鮮、無久放的瓶裝水飲用。

3. 包裝把關：中華民國國家標準 CNS

喝水最怕喝到變質、有異味的水，除了瓶子的選擇要注意，水會變質也可能是因為裝瓶時不小心混入了細菌或雜質，造成水質汙染。選擇瓶裝水時，可以注意瓶裝上的國家標準 CNS 證號。CNS12700 是包裝礦泉水的國家標準，必須符合地下水體自然湧出或是人工抽出的水源，並且保護周遭的自然環境且就近裝瓶，重金屬物、微生物、溴酸鹽必須低於國家設定標準，對於包材也有嚴格規定。另外一個是 CNS12852 包裝飲用水標準，雖然不比礦泉水的標準嚴格，可利用的過濾方式更多，但也能把重金屬與微生物掌控在人體適合的飲用範圍。這兩種有國家認證的包裝，都可以確保瓶裝水在出廠時有經過流程的把關，是安全、密封、符合飲用安全的，下次買瓶裝水時，多注意一眼就可以避免喝到來路不明的水唷！

挑選進口礦泉水時，因為種類繁多、礦物質含量比起國產水豐富，一定要仔細看清楚成分再來做選擇。高礦物質含量的水能在喝水時補充身體所需要的礦物質，又能同時藉由礦物質的運作增加新陳代謝，喝水時順便喝入了平時需要特別補充或透過食物及營養品才能補充的礦物質，常讓我覺得「喝水如同在喝補」。有許多人覺得礦泉水的價格偏高，但是真正的礦泉水不但成分天然，礦物質更容易被身體吸收，又經過環

境、過濾、裝瓶各種層層嚴格把關才能合乎「天然礦泉水」的標準。每天少喝一杯咖啡或是手搖飲，偶爾選擇一瓶好的礦泉水來取代飲料，同樣的花費，卻可以得到更多養分與水分的滋潤！

4 當家裡的選水大師：成人、嬰兒、 學童、老人、孕婦、運動前後喝的水

成人飲水選擇

為家人選擇適合的水，最重要的是要先了解家人的身體狀況。如果是腎臟、肝臟、心臟有疾病的家人，因為水分的代謝會直接影響器官的運作，最好與醫師商量訂定適合個人的飲水種類以及飲水量。腎臟代謝不好的人，需要特別注意水的選擇，不適合飲用鈉含量及其他礦物質含量高的水，會造成腎臟代謝的負擔；而不含礦物質的 RO 逆滲透水因為不會造成腎臟負擔，反而比較合適飲用。

一般成人若身體健康、代謝正常，每日除了飲食飲水，更需要補充維生素與礦物質來幫助身體運作，利用選擇飲用不同的礦泉水來補充每日所需的礦物質。例如，成年男性每日需要攝取 800mg 的鈣，女性需要 1200mg 的鈣；成年男性需要攝取 350mg 的鎂，女性需要 300mg 的鎂……等，這些礦物質如果無法透過平日的飲食攝取足夠，選擇含有鈣與鎂的礦泉水，會是可以同時補充礦物質與水分的好選擇。

家族的飲食習慣也是選擇礦泉水的重要因素。許多礦泉水中含有鈉，喝起來會鹹鹹的，除了腎臟不好的家人以及小朋友不建議飲用以外，如果家族的飲食習慣偏鹹，每天透過用餐而攝取的鹽分已經足夠，也不適合多喝鈉含量高的礦泉水，避免增加身體負擔。

嬰兒飲水選擇

嬰兒在一歲以前新陳代謝系與免疫系統都尚未發育完成，尤其腎臟代謝能力不如學童與大人，在用水的選擇需要特別謹慎把關，在歐洲針對嬰兒使用來泡奶的礦泉水，都有嚴格規範。嬰兒能用的礦泉水必須是低礦物質的礦泉水，不只鈉離子含量只能在 20mg/l 以下，也只能有微量的鎂，更不用說其他物質如硝酸鹽、亞硝酸鹽、氟、鈾、砷等含量更僅能有微量的存在。

小嬰兒最適合喝的水除了低礦物質的水外，也可以用過濾水取代。在很多地區，自來水如果沒有經過過濾，水裡的重金屬與微生物也許都無法達到嬰兒適合飲用的標準，所以家中如果有嬰兒需要泡牛奶，一定要了解當地的水質並確實煮沸，以確保飲水不會造成小嬰兒的腎臟與腸胃等身體傷害。

兒童飲水的選擇，考慮到腎臟代謝量不如成人，選水特別需要注意不要飲用高鈉含量的礦泉水，選擇低鈉含量的礦泉水為佳！而小朋友成長發育，需要大量的鈣質幫助牙齒與骨骼的健全發展，時常補充低鈉、高鈣的礦泉水，可以幫助補充身體需要的鈣質。另外，兒童的新陳代謝、活動量與體重都與成人不同，因此兒童的喝水量也與成人不同，以下是兒童的每日基本喝水量建議：

兒童 1-7 歲 600-800ml ／日：隨年紀調整增加。

兒童 7-13 歲 900-1000ml ／日：一般男童因運動量大較容易達到，女童較少達成。

14 歲以上青少年 1300-1500ml：需要注意水分不能以含糖飲料取代。

兒童與青少年平時活動量、運動量大，若大量流汗，則需要補充更多的水分。

兒童飲水最常見的問題是水喝得不夠，或是以含糖飲料取代水。當兒童水分攝取不足，便容易因為大腦運作不良，使專注力下降，影響學習品質。而現代兒童時常不經意吸收到各種環境賀爾蒙，若長時間水分攝取不足，則無法幫助身體排出這些影響生長的激素及

廢物，因此兒童攝取充足水分，與爸媽關心的長高問題息息相關。

孕婦飲水選擇

懷孕中的婦女，因為懷孕血容量增加，為了有良好的代謝循環來提供養分給胎兒，補充水分更為重要。胎兒所需要的羊水也要靠母親正常的水分循環才能維持在充足的水準。補充水分時，可以選擇礦物質豐富的礦泉水，補充懷孕時所需要的礦物質。高鈣成分礦泉水可以幫助穩固骨骼，及幫助胎兒成長，若不喜愛喝牛奶或是對牛奶過敏，可以多飲用高鈣礦泉水。懷孕中的婦女血液中的鎂含量通常也偏低，適當的鎂可以增加肌肉的傳導、放鬆肌肉，減少夜晚腳抽筋的機率。比起吃保健品以及食品，含豐富礦物質的天然礦泉水，因為分子細小，更容易被身體吸收，也同時能補充水分，是一舉兩得的好方法。

另外，偶爾喝點氣泡水也能幫助減緩胃部的不適感。氣泡水進入胃部，可以透過打嗝，幫助胃部排出多餘的空氣，而減緩胃脹氣。也可以選擇飲用含有碳酸氫鹽的礦泉水，利用碳酸氫鹽天然的制酸作用，降低過多的胃酸分泌。

40 歲後，大部分的人腎臟功能開始下降，所以隨著年紀增加，更需要清淡的飲食與清淡的飲水，避免增加心臟以及腎臟代謝的負擔。低鈉含量的水，便是平時飲水的主要選項！若是平常有運動習慣，在大量流汗後還是要補充含鈉離子的礦泉水。平時如果能在礦泉水中，挑選飲用低鈉、高鈣的品項，便能幫助強健骨骼，避免因年紀大而容易發生的骨質疏鬆，是熟齡適合補充的礦泉水。年紀增長，肌肉量也容易流失，口渴感會下降，為了保留較多的肌肉保護骨骼，並維持老年的活動力，每天定時定量的飲用水，更需要確實執行，建議規劃成每日的訓練。足夠的水分能輸送足夠的養分及血液，維持大腦良好的運作、預防老年癡呆症。偶爾補充含鎂的礦泉水，也能幫助強健心臟及降低中風的風險！有強健的骨骼、肌肉、腦力以及新陳代謝，才能常保年輕、凍齡的外貌！

運動飲水選擇

運動時心跳加速、新陳代謝增加，也會透過流汗來調節變高的體溫。每當 1 ～ 1.5 小時的激烈運動後，身體便會流失約 2% 的水分，而水分流失便會直接影響氧氣傳輸至肌肉，造成運動效率下降。每流失 1 公升

的水分，體能的表現就會下降 10%。所以避免運動流失大量水分的方法，是從運動前就開始補充水分。這些運動包含消耗專注力的運動，如：下棋、射箭、賽車……等。如果第二天要從事長時間的運動，像是三鐵、馬拉松、或是長時間的腳踏車，便可以從前一天就開始多補充一些水分，運動開始半小時～一小時前也要補充 300ml ～ 500ml 的水分，之後在運動中每半小時補充一次水分，最久不超過 60 分鐘補充一次。流汗降低體溫時，也會同時流失身體的礦物質，攝取礦物質豐富的含鈉礦泉水才能幫助維持電解質平衡。運動員會需要比一般成人更高含量的鈉、鉀、鈣、鎂等礦物質，其中鹽分含量較高的高鈉礦泉水（每公升含有鈉 200mg 以上）較適合運動員飲用。在德國有特定建議給運動員的運動礦泉水，除了高鈉含量外，還要符合高鈣、高鎂的條件。運動時也會流失能量，可以在礦泉水中添加 30% ～ 50% 的果汁，在補充水分、礦物質時，同時補充醣分以保持運動的效能。運動時持續保持在最佳體能狀的方法，就是要避免身體缺水，造成運動效能降低，所以最重要的是要提早在感到口渴前就補充水分！

如何選擇淨水器？淨水後需要煮沸嗎？

自來水在送到家中前，所有自河流、湖泊、水庫匯集進自來水廠的水，都在自來水廠經過基本的過濾、殺菌、消毒，確保送出的是人體可以飲用不至於生病的水源。但在運送至各家各戶的途中，還是有許多看不見的風險。遇到颱風季節，打開水龍頭可能會發現因為強烈風雨而夾帶的泥沙；或沿途運送的管線因老舊破損，也可能融入雜質、滲入農田使用的農藥、工廠排放的化學物質、養殖場的排泄物等看不見的汙染風險。即使用水安全的運送抵達住家大樓，也可能因為水塔老舊或沒有清洗、孳生細菌病毒而造成水質汙染，若不小心喝入都可能影響健康。

在戶外若要取得乾淨飲水，簡易的過濾方式會利用大小顆粒不同的石頭或是木炭從大到小盤列，讓水流過陸續把雜質吸附，也可以在水窪上罩上塑膠布，利用太陽照射蒸發水氣，把凝結在塑膠布上的乾淨水珠接下來飲用。而家中會選擇裝置淨水設備的目的主要有幾項：去除雜質異味、殺菌、軟水、去除重金屬、去除礦物質。市面上的淨水器通常根據濾心的類型來命名做為區別，例如：活性碳、RO 逆滲透、紫外線消毒等等。

許多家庭會安裝家用的淨水設備，包括我小時候自己家裡安裝淨水設備，是因為煮沸後的自來水仍然會帶有特殊的氣味，希望能透過淨水設備去除異味讓水質更容易入口。自來水中會產生特殊的氣味，大部分是因為自來水內含有用來殺菌消毒的氯，雖然可以幫助清潔消毒飲用水，但是如果煮沸後如果沒有讓水氣多蒸發幾分鐘，餘氯無法完全揮發，喝的時候就會喝到氯化物的氣味。時常我們一聞，就可以透過氯的氣味知道一杯水是否為沒煮過的生水還是煮過的開水。

如果沒有使用淨水器，自來水一定要經過煮沸後才能飲用，確保可以透過高溫殺死水中可能殘留的細菌，避免喝了容易生病。但因為自來水運送路途遙遠多變數，也可能將沿途土壤的汙染物或是管線鏽蝕融入水中而產生水質變異，亦或是夾帶了儲水塔的汙垢味或細菌病毒。而這些特殊汙染物就不是透過煮沸就能利用蒸氣帶走的，殘留在水中一樣會對人體造成傷害。水質經過淨水設備過濾後是否需要再煮沸，要根據最後淨化後的水質做判斷，如果可以完全去除生菌、病毒與有害物質，一般的成人可以直接生飲，但是建議給小朋友飲用的水，還是要煮沸才更安全、安心。

家用飲水是一般人喝水的主要來源，在家裡煮飯、煮湯會使用，每天上班、上學出門也都會從家裡帶著一

瓶水。特別是家裡若有嬰兒或是年紀幼小的小朋友，更需要時常用到家裡的水源來泡牛奶或是製作副食品。安裝淨水器或是使用濾水壺，都是讓家人在喝自來水時，降低汙染物對健康帶來的風險。尤其是有老人或是小孩的家庭，因為這兩個族群的腎臟與肝臟的代謝能力較弱，飲水如果不乾淨，含有重金屬或農藥，更會直接傷害到身體，需要特別留意。

市面上品牌與選擇種類繁多，到底要如何選合適的淨水設備呢？淨水器依照主要濾心的構造與功能分為以下幾種，先來了解其中差異為何，再來選擇哪種最適合全家人飲用。

● RO 逆滲透淨水器 Reverse Osmosis

利用加壓讓水穿過非常細緻的過濾薄膜濾出，再將淨化出的廢物與廢水排出，淨化水質時同時需要使用額外的水分來洗淨過濾雜質。逆滲透膜的孔徑非常小，只有 0.0001 微米，能過濾掉水中餘氯、農藥、有機溶劑、重金屬、細菌、病毒，但也同時過濾掉水中原本含有的所有礦物質，使水的品質接近純水。逆滲透淨水器從前需要配有儲水桶來存放經過淨化的水，而現在許多品牌已經生產出不需要儲水桶的 RO 逆滲透淨水機，不但節省空間，也更衛生安全。一般成人可以直接生飲，也適合腎臟代謝差、不能增加腎臟負擔

的人飲用。

● 活性碳濾心淨水器 Activated Carbon

使用高溫碳化的木材、棕櫚、果殼、椰子殼，再用蒸氣活化，去除焦油，製作成表面多孔洞的活性碳過濾材質。透過活性碳的物理吸附性來淨水，可以有效過濾掉水中的餘氯、農藥、有機溶劑、異味、異色，但無法完全除去水中的重金屬與微生物。雖然現在淨水技術進步，有些高密度的活性碳濾心（0.5 微米以下）也能過濾掉水中的細菌，但活性碳濾心有孔洞的特性較容易滋生細菌，需要定期更換。活性碳材質除了固態也有顆粒型，許多濾水壺內的濾芯也會採用顆粒型碳粉，剛換濾心會發現有些許黑色炭質粉末釋出，注意使用前利用水流排掉即可。因為活性碳濾心密度不同，有些無法完全阻隔細菌病毒，若想要生飲需要特別確認，建議煮沸飲用較好。

● 樹脂濾心

樹脂濾心主要是透過鈉或氫離子來交換水中的鈣、鎂離子，將硬水的水質轉換成軟水。可以降低水中礦物質含量，將水的口感變得柔和。但是若使用鈉離子交換，會增加多餘的鈉離子，腎臟功能不佳的人不建議直接飲用。可以選擇氫離子交換類型或是使用其他方式降低鈉含量。

● 紫外線消毒淨水器

自來水經過紫外線消毒可以殺死水中細菌、病毒等微生物,但紫外線無法過濾雜質、重金屬以及有機質等化學物質,需要搭配其他種類的過濾器使用較安全。單一使用則無法直接生飲。

● 蒸餾水 Distilled water

蒸餾水是利用加熱後汽化,收集凝結的水蒸氣,產生無礦物質的純水。蒸餾後分離的水可去除水中的異味、微生物以及重金屬,但也同時去除掉水中的礦物質。可以直接飲用。

● 濾水壺

租屋族或是空間有限不方便安裝淨水器,桌上型的濾水壺也是過濾自來水靈活又可靠的好選擇。濾水壺內使用的濾心通常是多種複合性的材質,包含樹脂、活性碳與高科技纖維。透過不同的配方組合、分工合作,過濾掉雜質、餘氯、有機質甚至部分重金屬,但部分濾水壺無法去除細菌與病毒,還是建議要煮沸飲用才好。

● 電解水

電解水機透過電極板,將水分成酸性與鹼性,方便不

同用途使用，除了可以飲用，也可以利用酸性水作為天然的清潔劑。單純的電解水並不能解決自來水中農藥、重金屬及餘氯的問題，需要在通過電極板前搭配其他過濾設備降低雜質，才能讓電極板降低耗損，壽命更長。

濾心到底需要幾道？怎麼選？

不管要選擇怎樣的淨水設備，要優先考量到當地的自來水的水質與自己的居住環境。台灣各個地區的自來水水質因地理環境而不同，南部相較於北部水質偏硬，水中夾帶較多的雜質與礦物質，且鈣、鎂含量較高，屬於硬水。在選擇淨水器時，可以考慮有軟水功能或是配有過濾較多雜質的濾心，讓水質可以進一步優化。也要考慮自己居住的大樓是否管線老舊，如果居住在舊型的大樓，為了降低管線汙染的風險，在選擇濾心時要特別注意是否能除去重金屬及細菌。

每種淨水器、每道濾心也因為材質不同而效果不盡相同，對於一般家庭而言，我建議選擇可以保留些許自來水中礦物質的淨水器，才能一邊喝水，一邊補充人體所需要的礦物質，而且如果有泡茶與咖啡的習慣，些許礦物質也會增添飲品風味。要保留礦物質可以選擇高密度的活性碳濾心，或是選擇多道的複合式的過

濾組合,透過多支不同性質的濾心材質,協力合作——除去雜質、農藥、重金屬、異味以及細菌病毒。若家中有心臟、腎臟功能不好的家人,RO 逆滲透與蒸餾水會是優先的選擇。

RO 逆滲透與蒸餾水可以完全去除水中雜質、重金屬、農藥與病毒,產生完全無雜物的純水,對於腎臟功能不好的人是最無負擔的選擇。若已裝置的濾水器或簡易的濾水壺,無法完全除去細菌與病毒,建議還是要記得把水煮沸再飲用,尤其是家中有免疫力差的老人與小孩,煮沸才能確保飲用水的安全品質喔!

透過淨水設備要有好喝又健康的水,最重要的還是要頻繁的更換濾心。現在的淨水設備大多設有提醒功能,當淨水流量達到一定的水量時,便會提醒濾心更換。若沒有定時更換濾心,已卡在濾心上的雜質會讓過濾的效果降低,水喝起來也會有異味,也容易孳生細菌。 更換新的濾心後,也千萬不要急著喝,要讓自來水流過至少 10 ～ 15 分鐘再使用,讓水把濾心本身帶有的氣味與雜質隨水流掉,避免喝到濾心中的細微碳粉與工廠包裝時夾帶的灰塵。

品水體驗:濾心讓水也有不同的味道
雖然在德國品水課是專研不同的礦泉水,但對於每種

水都想探索的我，回到台灣因為知道淨水器的普遍，也對各品牌的淨水器做了一番如同品味礦泉水般的品水了解！我發現各種品牌淨水器除了功能、技術不同外，過濾出來的水也都帶有自己的口味特色。漸漸的我也能分辨哪些是剛裝濾心的淨水器，哪種味道是濾心太久沒有更換，甚至分辨是哪個品牌的濾心。

有一次到朋友公司作客，我如往常的要一杯水喝，卻覺得水中喝起來有淡淡的灰塵粉味，便詢問是否飲水機不常使用？朋友問我怎麼知道？他剛從別的地方把機器搬回來，之前的確很少使用！所以淨水器使用，一定要注意濾心是否乾淨，因為剛裝上、用太久、或是閒置太久沒用，一旦水流過後都會帶出濾心內現況的味道。

品水的眉角

第五章

1 在品水之前

品酒、品茶都是常聽到的活動,品水則是市面上比較少見的活動。一來因為水的味道淡薄,不容易分辨其味道;二來是可以帶領引導品水流程的專業品水師數量稀少。到底什麼是品水?品水會在做什麼?每天都在喝的水,有什麼滋味好品?為什麼是品?不是用嚐、也不是喝?

「品與嚐」,除了品多用於液體、嚐多用於固體,不論是品水、品茶、品酒,都需要「細緻的辨別『未知』的滋味」。品與嚐的不同,也在於目的性的不同,嚐一嚐與吃吃看,用來辨別東西的好壞與個人的喜好;品一品,則在於辨別入口後物品的內容與變化,感受在飲用的整個過程以及帶來的結果,重點放在物品本質如何呈現。

所以品水,更需要放慢速度、打開感官來體驗。品水的品字有三個口,品水也需要一口一口一口,緩慢喝三口,慢慢體會水的滋味、內容物及變化,透過這樣的過程回味來感受每一口水,流經口、舌、喉的不同。每支礦泉水對我來說,都是大自然創作的珍貴藝術品,品水就如同品鑑藝術品一樣!當品水時,需要

用上身體不同的感官來感受，我都會拿出品鑑藝術品的態度，仔細的觀察、發掘每件作品的不同，以寧靜的心情來感受每支水要告訴我的故事。

品水前的準備工作分為：個人的準備以及水的準備。

品水前的個人準備

* 前一天晚上開始不食用重口味的食物，如太辣、太鹹。
* 在品水前不食用甜食、薄荷糖、口香糖……等。
* 避免手上留有氣味，並穿著無香味的衣物。
* 不使用香水及香味強烈的化妝品。
* 精神狀態良好、無心理壓力，如：時間壓力、擔心或焦慮。
* 無身體不適、壓力或生病。
* 不會感到飢餓或是太飽，建議早上 9 點至 11 點間。
* 保持平靜的心情。
* 若有抽菸，需在至少品水一小時前停止吸菸。
* 品水至少前半小時停止進食（餐水會除外）。

個人的準備又分為身體與心理兩個部分。身體方面，因為水的口味平淡，需要味蕾清晰且敏銳才容易辨識，第一項要注意的便是要維持味蕾的乾淨。如果前

一天吃了口味過重的食物，包含辣味及鹹味，像是麻辣鍋、紅燒牛肉麵、川菜、臭豆腐、椒麻香料的食物、蒜味重的食物、香料過多（如：咖哩）或是太油膩的食物，都會改變味蕾的平衡。這些重口味的食物產生許多餘味，會在口腔中停留很久，只有經過時間的洗滌才能慢慢清除。所以當品水師有品水工作時，一定會至少從前一天的傍晚就開始忌口，只吃清淡且熟悉的餐食，以免誤食到會在口中留有餘味的食物。品水當天除了需要保持清淡飲食之外，也要避免口香糖、喉糖等給予口腔清涼感的東西。因為這些清涼感的食物會降低味蕾的敏銳度，口腔的味覺會被涼氣壓過，而變得較為麻木。我更發現早上起床用的牙膏，如果帶有強烈的薄荷口味，雖然口氣清新，但薄荷味道卻不容易從口中散去；因此，在工作的早上我也會特別挑選口感溫和的牙膏。

品水需要用鼻子分辨水的氣味，所以在衣著及妝髮上、包含手上都需要乾淨無味。因為水不只口味淡薄，氣味也不明顯，如果外在的氣味太強烈的話，就無法正確辨別水的氣味。再來就是需要帶著好的精神以及平靜的心情來品水，這是我覺得最重要的一環。急躁、焦慮、憂心都會使我們的注意力不集中，而錯過水中許多細小的資訊，因為看起來幾乎都是透明無色的水，通常只會呈現微小的差異，這也是為何一般

人都覺得：「水都是一樣，哪裡有差別」的原因了！所以品水也不斷的在考驗品水師的耐心和專注力。

品水最好的時間是在早上的 9 點至 11 點。這個時間通常是睡飽後，用過簡單的早餐，在一天還未開始繁忙、且精神集中的時刻進行。我時常開玩笑說：品水好比靜坐與修行，需要保持與杯中水一樣平靜的心情，凝聚極高的專注力，拋開擾人的煩惱，才能打開感官，傾聽水的聲音，體會水要告訴你的事情。

水的準備

- 一次品飲 6 種以內的水。
- 試飲溫度約為 10 ～ 12 度。
- 透明、大小適中的杯子，或是試酒杯。

每次品水，最多只準備 6 種以內的水，目的是控制種類的複雜度。品水時透過與不同杯水的比較，更容易分辨出每種水的差異，但是超過 6 杯以上卻容易互相混淆，所以最多一次比較 6 杯不同的水為上限。為了方便觀看水的呈現、是否有氣泡……等外觀上的區別，準備透明有一定深度的玻璃杯是最好的選擇。最後則是水的品飲溫度，最佳的品飲溫度是在 10 ～ 12 度之間或室溫。太高或是太低的溫度，都容易降低或是加重水中成分的味道，舉例來說：當自來水煮沸時，

我們更能聞到氯的氣味，但是在未加熱時喝起來並不會有太重的味道。所以在 10 ～ 12 度之間，清涼的口感較能提供水質公正精準的判斷。

品水體驗：品水師是否不能吃辣與重口味的食物？

品水師是不是都不能吃辣？不吃重口味的食物？這是大家對我最常提的疑問，也是許多人對於這個職業的擔心。每次跟朋友聚餐，大家就會自動幫我排除掉麻辣鍋、川菜……等重口味或是辣味的餐廳，一起用餐時也會主動幫我避開桌上有含辣椒的菜色。其實品水師只需要在「工作前一天」開始改以清淡飲食即可！品水師在工作前為了保持味覺的精準，會在前一天就避免食用辣味與重口味的食物。原因是水的味道非常淡，若食物的味道以及調味的香料殘留在口中，便會影響味覺，尤其是辣味與麻味，特別對口腔與舌頭會產生刺激的「痛感」，會降低味蕾的敏銳，遇到低礦物質的礦泉水就容易忽略掉某些礦物質成分而造成判斷不正確。所以品水師在工作「至少一天前」，就需要食用清淡的飲食，甚至養成平日清淡的飲食習慣，才能隨時保持味蕾的靈敏，而更能分辨細微的味覺變化。

如果有品酒或品茶經驗，便會發現這三個步驟其實很相似，而有品酒或品茶經驗的人，的確也對品水較容易入門；但是由於酒與茶都有著馥郁的香氣，以及迷人的顏色，不論是在外觀上、氣味甚至口感上都有特殊的表現和豐富的變化，初學者較容易分辨出差異。茶、酒的原料產地、氣候風土、製作及釀造方式……等變數非常多，造就各種不同深奧的變化，以至於要成為真正的品酒、品茶大師也需要豐富的經驗的累積。品水相對品酒與品茶而言，顏色、氣味及味道更為淡薄，所以在品味上需要更為敏銳，精神更需要專注，讓我們來透過三個步驟了解如何品水，如何透過些微的細節差異分辨出每支水的不同。

第一步：觀看 （淨度、顏色、延展性）

準備透明的水杯，把水注入杯中 7 分滿，用眼睛觀察水在杯子中的狀態。

觀察重點

1. 水是否清澈透明無色？或是呈現其他顏色？例如：淡黃色或是褐色。

2. 輕微搖晃杯身，觀察是否有其他雜質或是異物飄散
於水中？

3. 水中以及杯緣是否帶有上升的氣泡？判斷是否為氣
泡水？

4. 如果有氣泡，氣泡的顆粒大小如何？氣泡上升速度
快速或者緩慢？

5. 舉起杯子讓水滑動在杯中時，水流速如何？

6. 是否有水漬殘留於杯子表面？

觀看的主要目的是要了解水的基本狀態與保存品質，
進而取得更多的判斷資訊。不論是自來水、礦泉水或
是泉水，任何水從源頭到飲用之前，都有可能因為許
多變數如：裝瓶、運送、氣候變化（如：颱風、暴雨、
洪水）或水源地的地形改變（如：地震、山崩）造成
水質的變異。礦泉水或其他瓶裝水在裝瓶前會透過物
理過濾來過濾掉泥土、砂石等雜質，但可能在運送時
受到溫度變化或是保存狀態不佳造成變質；而自來水
雖經由水龍頭直接送水到家，但是因為水廠只會過濾
較大的顆粒，在遇到颱風或地震時造成水質混濁，就
可能夾帶部分的泥沙一起送至各家各戶這些原因都有
可能改變水的顏色。

所以，品水的第一個步驟就是觀察一杯水的澄淨度以
及顏色。使用一支透明的水杯觀察杯中的水，是否帶

有顏色，如：灰白色、淡黃色、褐色甚至黑色。市面上可提供飲用的水，幾乎都是透明無色的，所以當發現水的顏色不是澄淨透明，就要提高警覺來尋找原因。世界上也有些礦泉水因為水源位處的地形特殊，岩層含有金屬或大量的礦物質，也會使水呈現褐色、灰白色甚至暗黑色。曾經拜訪過一個含有鐵質的水源地，水源流出的源頭，因為長時間流出夾帶鐵質的水，流經的地方都因為接觸空氣氧化染成褐色，沿著水源的水也會夾帶著微微的褐色。我也曾經得到一瓶全黑色的天然礦泉水，因為流經的岩層夾帶天然的碳，所以水質呈現黑色的狀態，雖然看起來是黑色，但喝起來還是跟一般的水口感差不多唷！

觀看的第二個重點是：尋找是否有發現肉眼可分辨的漂浮物或是顆粒，這也是淨度的一環。透過觀察，進一步了解水中的物質是否為包裝時混入的異物或雜質、自來水夾帶的土石顆粒、亦或是天然礦物質的結晶。這樣便可以在水喝水之前，判斷水源是否受到汙染而造成水質變異，給自己多一分保障，以免將對身體有害的物質喝入。

如果在水杯中觀察到氣泡，第一個要想到的就是：這杯水也許是氣泡水唷！氣泡水的觀看重點是：氣泡的顆粒大小與上升的速度。藉由氣泡在水中的表現，品

水師可以推測一杯氣泡水入口的感受，將會是什麼樣的口感。通常氣泡顆粒大，入口時口腔有較強烈的刺激感；若氣泡細小均勻，入口時的口感可能較為柔和不刺口。氣泡上升速度的快慢，伴隨氣泡大小，則可以讓品水師推測氣泡水在入口時氣泡的綿密程度，速度溫和緩慢的氣泡，在口中的展現會較為綿密，而氣泡上升快速的氣泡水口感則會較為奔放。

我自己對觀察水的型態有個專屬的特別的小技巧！我會利用大幅度旋轉杯子，讓水流過玻璃杯的上部內側，經由觀察水在杯中流動的樣貌，以及水漬流下來的消失速度，藉此推測水中的礦物質含量多寡。通常礦物質含量較高的水，較容易留下水漬，流速也會比較慢喔！

透過觀察水外觀的顏色，品水師可以發想水的形成原因；透過淨度，品水師可以了解一杯水的品質；而透過水的流速或是氣泡的表現，品水師甚至可以直接推測這杯水的口感。所有的觀察，都可以做為之後品嚐時的比對或是指標。

第二步：嗅聞（水的氣味）

拿起水杯，接近鼻子，緩慢的呼吸並尋找其中的氣

味，聞聞看杯中的水是否帶有特殊氣味？嗅聞的主要目的有兩項：尋找水的特殊性以及了解水的保存狀態是否良好。

水會有味道嗎？常常有人對水會有氣味這件事產生很大的疑問。回想我們去海邊的時候，時常還沒到海邊，在鄰近海的地方就可以聞到空氣中瀰漫著海水的味道，印象中是鹹鹹的、有點土壤的味道以及海草的味道，而且越是靠近海邊，氣味越明顯！

想想我們去游泳池游泳的時候，水中因為加了消毒用的氯，游泳池的水夾帶了類似消毒水的味道。這些都是我們碰到水產生氣味的時刻，只是氣味看不到、摸不著，一但隨風飄走，很容易被忽略掉。在平時生活中，自來水若沒有經過過濾，也會產生些許氯的味道；例如在燒開水的時候，會產生不好聞的氣味；在洗澡時，水經過加熱後，味道也會更明顯。此外，天然湧出的水，也會夾帶氣味喔！

在歐洲，大陸地形形成各種高山、高原，山脈中岩層組成類型豐富，也造就許多高礦物質含量的礦泉水。礦物質透過相互作用，會產生各種特殊的氣味。品水師便可以依照礦泉水特殊的氣味線索，推測礦泉水的內含物質，最明顯的就是含有氯化物的礦泉水。含氯

的礦泉水，聞起來會有類似自來水的氣味；含鐵的礦泉水，聞起來就可能會有鐵鏽味。更有許多高礦物質含量的水，因為複雜的化學作用產生出各種奇怪、難聞的味道，甚至會讓人懷疑這樣的水是否能喝。

氣味分辨更重要的是能幫助品水師了解一支水是否因為品質變異而改變氣味。例如塑膠的瓶裝水，若長時間處在高溫、高壓、高濕度的環境，可能使塑膠瓶的成分溶解於水中，便有可能產生塑膠異味，如果瓶裝水遭到擠壓破壞或裝瓶不良而混入了細菌，也可能造成水的氣味變糟。而自來水經過煮沸後，可由氣味判斷是否完全釋放多餘的餘氯，更可以透過嗅聞過濾水的氣味，判斷家用的濾心是否長期沒有更換，或是新的濾心沒有經過適當的水量流放洗滌。所以水中的氣味雖然很淡薄，卻能提供許多關於水的資訊。品水師試水時特別重視聞一聞水的氣味，了解可能的成分或變異，作為喝水前安全把關的一道手續。

可能出現在水中的氣味：鐵鏽、青蘋果、塑膠、化學味、腐蛋、泥土味、青草味、黃瓜蔬菜、養殖場污物、青椒、舊書味、大蒜、煮過的洋蔥、堅果、墨水、藥水味、煮過的蔬菜、稻草、霉味、軟木塞。

水慢慢小口入口，讓水於口腔中停留一會兒再慢慢吞下，並重複幾次。

品水重點

1. 感受水的溫度：是否過於冰冷或是溫熱。

2. 感覺水的口感：滑順、刺口、黏稠、清脆、包覆、乾澀。

3. 水的口味：酸、甜、苦、鹹、澀、金屬味。

4. 後味：水在吞下去後是否有浮現其他的口味。

5. 在口腔是否留有其他反應：舌頭前後、兩側、臉頰側邊是否有乾澀或是滋潤感。

品水最後的一步，也是最重要的一步，便是喝水入口，讓水停留於口中一會兒再慢慢吞下，目的是要讓水的成分能在嘴中稍作停留，較容易幫助分辨味道。首先試著感受水的溫度是否太冰、太熱？若直接於水源飲用，可以立即分辨是否為溫度特殊的溫泉，或是一般冷泉。礦泉水適合品飲的溫度為 10 ～ 12 度，與常溫水比較起來較為冰涼。當水的溫度較高時，水中內涵的某些礦物質、化學物質味道會因為溫度上升而加重，將其他礦物質的口感或氣味掩蓋，造成在品水

口感判斷上的失真，所以品水時將水溫控制在適當且一致的溫度非常重要。

適當的溫度入口後，接著分辨水的口味。水的口味分為：酸、甜、苦、鹹、澀與金屬味等幾個明顯的味道。做為一個品水師以及希望味蕾可以更敏銳的人，時常鍛鍊自己的味蕾是很重要的，我經常告訴大家：味蕾可以透過鍛鍊而變得更敏銳，時常適當的給予自己的味蕾不同的口感刺激，便可訓練它變得更靈敏、更能及時的分辨不同的味道，所以平常吃東西、喝東西時，都可以放慢速度，多留意自己吃到了哪些口味。

再來是感受水的口感。口感與口味是不同的兩個感受！口感是指水喝到口腔的質感：粗、細、滑順；口味指的是嚐到的味道：酸、甜、苦、澀、鹹。水會給予口腔哪些口感呢？最簡單的感受屬於氣泡水，入口可以馬上感受到氣泡的跳躍感。而氣泡口感也分為許多種，有綿密的感覺、刺激的感覺甚至刮嘴刺痛的感覺等。無氣泡的水因為礦物質成分的不同，也會產生不同的口感特徵，尤其是天然的礦泉水，因為含有的礦物質總類繁多，所呈現的口感比一般自來水或是泉水更為豐富。滑順、刺口、黏稠、清脆、厚重、乾澀，都是會出現在口腔、兩頰、舌頭上下與周圍以及喉嚨內的感受。由這些特殊的感受，再配合水的口味，便

可更推測礦物質含量的高低，例如：高礦物質含量的礦泉水喝起來較為黏稠；低礦物質含量的礦泉水喝起來較為清澈或清脆。有時甚至可以根據口味及口感精準的推測出礦泉水中的內含物，例如：含有矽的礦泉水，喝起來會有如絲綢或奶油般滑順的口感。

口味的分辨首先是大家最熟悉的鹹味。鹹味是每個人從小都會接觸到的味道，所以在分辨水的口味時，會建議先尋找這杯水是否帶有熟悉的鹹味。如果水中帶有鹹味，便可以推測水中含有鈉，喝起來越鹹，代表鈉含量越高。

酸味與甜味也是容易分辨的味道，在生活中常吃到的檸檬與醋都能加強我們分辨酸度的能力；甜味則在甜食及含有蜂蜜、砂糖等食物中找到相似記憶的口感。通常氣泡水最容易產生酸的味道，而低礦物質的礦泉水較容易給人甜甜的口感。所以我們喝山泉水或是過濾水時，常覺得水甘甜好喝，就是因為水中礦物質含量較少的緣故。

苦與澀是兩個比較難分辨的味道，在德國上課時，老師說西方食物裡很少有純的苦味，雖然也有如咖啡、芝麻葉……等食材，但由於苦味經常同時夾帶澀味，在訓練上比較不容易各自分開辨認。所以上課時要為

了要讓同學們學習真實的苦味，只能透過化學藥劑合成來給同學辨認。身於亞洲的我們，滿容易在植物上尋找到苦味的痕跡，例如：苦瓜、芥菜都可以幫助練習。水有時也會產生澀味，我們也容易在蔬菜、水果中找到澀味的痕跡。如果有喝紅酒或喝茶，單寧產生的澀味就是最明顯的澀味記憶。另外在咀嚼葡萄果皮時，或是吃到沒熟的柿子時、吃菠菜時都可以找到澀味的痕跡，多接觸不同的口味，每種口味都會變得更容易分辨。

金屬味也會在水中嚐到。有些礦泉水流經過山脈中含有鐵的金屬礦層，就容易在湧出時帶有金屬味道的口感。金屬味是什麼口感呢？大家都有流血時嚐到血的經驗吧？我們人體的血液因為含有鐵質，所以血液的味道嚐起來就是含鐵的金屬味；而海鮮中的鮮蚵或生蠔，因為含有大量的鋅元素，吃起來也會有金屬的味道！小時候也曾經拿琺瑯斑駁而腐鏽的水杯接水喝，或是由鐵鍋煮的湯，偶爾也會經由這些餐具嚐到金屬的味道。不過，自來水水管因為老舊或腐蝕，也可能會有金屬物質融入於自來水中，如果在自來水中喝到金屬的味道，便要提高警覺，檢查是否水塔或水管出了問題。

尋找完水的口味後，我們要留意的是後味。後味是在

食物、酒、茶或水在吞下去後慢慢產生回味的味道，而不是一入口的味道。有些成分因為含量低，味道不明顯，所以在主要的口味退去之後，才會漸漸的顯現。品水時，因為口味特別淡薄，後味的顯現會較其他食物飲品更慢，所以更需要多次的確認，多喝幾口仔細品味研究是必要的唷！例如我們喝茶會嚐到的回甘，便是一種甜味但是顯現在後味的表現。

在品嚐的最後階段留意觀察：口中是否留有其他反應，而反應的範圍包含：舌頭前後、舌頭兩側及舌下、臉頰兩側、喉嚨各個段落是否有乾澀感、收縮感、刺激刮口或是滋潤感。大家一定會有疑問：水喝下去清涼潤澤，一定都是清爽滋潤，怎麼會有其他感覺呢？如果接觸水的種類夠多，就會發現不同種類的水的特性會有澀味、或是金屬味甚至氣泡，都會造成口中留有不同的感覺！舉例來說：氣泡強烈的氣泡水，因為氣泡顆粒大，就容易產生刮口或是刺口的感覺；滑順口感的水也會感到絲綢般的包覆感；鈣質含量高的礦泉水，特色是明顯會產生澀味，也會使兩頰和喉嚨感到乾澀感。

品水綜合了觀看水質、嗅聞味道以及品嚐水的口味。當喝下水的瞬間，口腔與大腦會相互連結，利用眼、鼻、口，三方觀點一起互相交叉比對、評估來得出結

果。增加品水的頻率與練習，便可以由累積的經驗快速分辨出水的味道、水中礦物質含量高低以及礦物質的組成成分。尤其是天然的礦泉水都擁有獨特的礦物質，喝水的同時更可以品嚐出各地特別的風土，讓我常覺得透過喝水，就隨著感受帶著我遊山玩水，欣賞世界各地大自然偉大的創作。在品水師的訓練中，我們除了在喝水的時候，需要能透過礦物質的特殊口味推測水中的內含物，更要能在看到礦泉水的標籤時，就能透過經驗判斷，預測一瓶礦泉水喝起來的口感，以及搭配不同食物會有哪些口味上的改變，如此才能更進一步的替餐廳選擇合適的水搭配餐點，或是替茶、咖啡、飲料挑選合適的用水，甚至替酒類搭配可以共享卻不破壞酒體平衡的水。而品水師最重要的一點是在「鑑定飲水安全」。透過品水師敏銳的觀察力以及品味力，要替安全飲用水把關。像是瓶裝水的保存是否正常、是否變質？自來水的供應是否安全無雜質？氣泡水的氣泡含量是否降低或漏氣？在追求好喝以及美味搭配之前，更重要的是確保喝進身體裡的水都是安全健康的，所以，學會了品水師的品水眉角，也能讓你在生活中為自己與家人的飲用水把關！

在上辨別味道的課程，有個非常有趣的發現：亞洲區域來的同學們在辨別味道上，非常敏銳、迅速而且精確，表現明顯比較優越！後來大家討論覺得，應該是

亞洲國家的食物在種類以及香料上運用較為多元，因此在課堂上讓我們亞洲人同學們的味蕾顯得較為敏銳，每次做辨別味道的訓練及考試時，來自亞洲的同學都較快速分辨出味道，正確率也比其他人種的同學高。不過，上課時老師也強調：每個人對於味道的分辨都是獨一無二的！每個人都有自己容易分辨的強項與不容易辨識的弱項，世界上也沒有所謂的全能辨味大師，但是若要提升自己分辨味道與氣味的能力，是絕對可以透過多品嚐、多訓練來達到的！

3 氣泡水的品水細節

氣泡水因為水中多了氣泡，在品水過程多了更多樂趣！從氣泡水的瓶蓋一打開，就可以聽到「滋滋」的聲響，隨著瓶中二氧化碳釋放，馬上就看到大大小小的氣泡從瓶底浮上水面，光視覺與聽覺就帶給人清涼的感受，非常的紓壓、療癒。從開瓶時，透過觀察氣泡水的聲音、氣泡上升速度，品水師就開始推測氣泡水將會有什麼口感。

氣泡水為水或是礦泉水加入二氧化碳，市面上販售的氣泡水多為額外添加二氧化碳，天然湧出的水源就含有二氧化碳的比例非常少，只有少數的特殊地形經過地殼擠壓而產生的壓力將二氧化碳在湧出前就混入水中。水中的二氧化碳含量在 $1g/l$ 以下無氣泡口感，$3.5g/l$ 的含量屬於輕柔型，$3.5 \sim 6g/l$ 屬於中等氣泡礦泉水，$6 \sim 8g/l$ 屬於氣泡感強烈的經典氣泡水。最適合氣泡水的品嚐溫度是 $7 \sim 10$ 度，在品水前最好先冷藏再飲用。

品評氣泡水時，第一個要檢視的除了水的澄淨度外，還要觀察氣泡上升的型態來協助預測氣泡水喝起來的口感，藉著氣泡的大小、起泡上升的速度，可以推測

氣泡水屬於高強度或是低強度的氣泡水。通常氣泡顆粒大、上升速度快的，預測喝起來可能刺激感較重，會偏向高強度氣泡水；而氣泡顆粒規律、細小，上升速度平緩的，可能屬於中低強度的氣泡水，口感較為溫和。

氣泡水的口感比起一般的水更有趣！因為各品牌的氣泡水中二氧化碳量不同，氣泡的口感就也不同，大致會分為：刺激的氣泡、珍珠圓潤的口感、香檳口感的氣泡、綿密的氣泡、清爽不刺激……等，透過上個品水步驟觀看得到的氣泡顆粒大小資訊，以及氣泡上升速度，也可以跟口中氣泡的口感做比對，再一起綜合判斷。氣泡的細緻度會因為外在環境的溫度、壓力以及瓶裝方式改變。玻璃瓶是保存氣泡水最好的容器，玻璃不易滲入氧氣及二氧化碳，同時也不會使瓶裝內的二氧化碳外流。同樣品牌的氣泡水，若有兩種瓶裝，通常玻璃瓶的氣泡會比塑膠瓶裝喝起來氣泡較豐富，開瓶後，同樣也是玻璃瓶可以讓氣泡維持較長的時間。

氣泡水的口味因為添加二氧化碳會改變水的口味與氣味，讓水帶有淡淡的酸味，二氧化碳的多寡也會影響酸味的強度。所以一般人工添加的二氧化碳，口感上會比天然的氣泡礦泉水更酸一些。

品水體驗：氣泡水中的檸檬片

在餐廳選擇氣泡水時，餐廳的服務人員通常會詢問是否要添加檸檬片，但在品水時，品嚐氣泡水，品水師不會加入檸檬片。添加任何物質進入水中，都會影響一杯水的口感，而添加檸檬片會使水的味道變得更酸。氣泡水本身就因為添加了二氧化碳，而呈現微酸的口感，如果加了檸檬片，口感酸度會更為明顯，如果用餐喜歡搭配檸檬水，可以隨喜好添加。既然氣泡水已經有酸味，為何還要添加檸檬片呢？其實這是一項服務的小技巧！因為氣泡水倒入杯中，隨著用餐時間延後，氣泡也會漸漸消失，為了讓服務人員方便一眼就分辨出要幫忙補充的是否為氣泡水，檸檬片為餐廳在客人杯中做的小記號！看到杯子中有檸檬片，即使水喝光了，不需要詢問客人也知道要補充的是氣泡水唷！是不是很聰明的方法呢？

不同礦物質含量的礦泉水的品水特色

礦泉水因為水中礦物質內容物與含量不同而喝起來口味不同。當品水師喝到一支沒喝過的礦泉水，也不知道內容物含量，就需要靠記憶中各種礦物質的特色去尋找蛛絲馬跡。品水師課程中，學校不只訓練我們要看到瓶子上的標籤，就要會推測每支水喝起來的口感，到後來訓練到我們不管喝任何礦泉水，都要能不看標籤就直接寫出水中含有哪些礦物質（寫對才能畢業喔）。每天都充滿味蕾挑戰的課程與德國當地豐富總類的礦泉水建構我在品水時的強健基礎。根據TDS 的多寡，每喝一種水，品水師會先根據口感來判斷總體礦物質 TDS（水中總固體溶解量）的高低，再來根據口味、餘味來判斷有哪些礦物質。

礦物質多寡對水口感的影響

- 低礦物質礦泉水：口感清澈、容易入口、氣味不明顯，卻會帶有明顯回甘的甜味，但因為礦物質成分低，較不容易推測出所有成分。
- 中礦物質礦泉水：口感多元，口味豐富，有各種不同的礦物質味道，可以根據礦物質的高低分配嚐到酸、甜、苦、鹹、澀味等味道，也可能聞到不同氣味。

- 高礦物質礦泉水：口感偏濃稠或複雜，口味較為強烈，礦物質口味明顯較重，氣味可能明顯，容易推測內涵那些礦物質成分。

每種礦物質都有自己的特色口味，根據含量多寡與互相的交互作用會產生不同的口味，下次在品嚐礦泉水或是練習品水時，也不妨找一下是否喝到這些味道：

鈉：如同吃到食鹽，會嚐到鹹味

鈣：會產生特殊的澀味，使嘴巴覺得乾燥

鎂：可能出現甜味或是苦味，或是先苦後甜

硫：可能出現甜味或是苦味

氯：可能出現苦味或是澀味，帶有消毒水的氣味

矽：滑順如絲綢、包覆性的口感

礦泉水為礦物質組成，每瓶天然礦泉水都是從不同地區、經年累月的將岩壁及地底的礦物質溶入水中，形成擁有獨一無二的礦物質組合的礦泉水。每瓶礦泉水因為礦物質數量不同而產生的化學變化，也使得口味完全不會重複，都是獨立而有特色的個體，也代表著它來自的家鄉。品水的樂趣便是發掘每瓶水細微而多樣的差異，根據當地的風土與地形來了解與推測水源的經歷與形成，思考這樣的水會伴隨著當地人如何生活、如何飲食。時常覺得喝著不同國家與產地的水，思緒就飛往那個國家，就如同水帶著我環遊世界一般

的旅行著，感受全世界的風土特色，是我覺得品水最浪漫與享受的地方。

品水體驗：跟著礦泉水環遊世界，欣賞世界各地獨一無二的藝術品

出發到德國上課前，老師也特別交代大家帶著自己國家具有特色的水去與同學交流。所以除了歐洲來的各式各樣的水之外，還有機會喝到不丹王國、格陵蘭、俄羅斯、巴西、羅馬尼亞……等，意想不到來自各國有特色的礦泉水。不丹王國的水因為在高山裝瓶氣壓較低，連沒有氣泡的礦泉水打開都會有氣泡水的滋滋聲；格陵蘭毫無人煙生產的冰山水，溫和純淨沒有一絲雜味，喝起來彷彿時空靜止；羅馬尼亞自然保護的山林裡，喝得到溫和的礦物質。同學們都會仔細介紹產地來源，分享水源地的圖片，看到了天然的環境，更可以理解為何不同地區的水喝起來夾帶的味道不同。一瓶水在裝瓶的時候，除了把大自然的創作裝入瓶中，也融入了當時的時空背景，彷彿時空膠囊，把裝瓶時的瞬間都收納入瓶中。所以每當我拿到一瓶特殊的天然礦泉水，我都會如同欣賞珍貴的藝術品一樣，思考是怎樣的天時、地利才能創作出一個珍貴的水源？它要傳達給我們的訊息是什麼？我們經過品嚐得到什麼感受？下次喝水時，不妨試著放慢速度，好好享受水！

像個專家一樣形容水：善用這些詞，脫口變大師

學習了如何品嚐水的滋味，卻時常不知道該怎麼形容不同水質間細微的差異。除了一些礦物質含量特別的水會產生澀味、鹹味或是甜味，水其實還有許多不同的面向可以形容！當品水時，要特別留意水在舌頭、兩頰以及喉嚨的感受，有時候三區的感受不同，也會有時間上造成前、後味的不同的情況。善用一些品味美食的形容詞，便可以更完整、豐富的形容一支水的特色。

● 常會用來形容水的形容詞：

水體：輕盈、清淡、厚重、飽和

黏性：如麵團般、奶油般、膠著感、顆粒狀、黏稠

質感：清脆、酥脆、硬脆、柔軟、清透

氣泡感：水珠般、閃亮、珍珠般、香檳般、綿密、
　　　　刺口、尖銳

整體：沉重、輕柔、薄透、扎實

特殊味：澀味、收縮感、辣口、燙口、清涼、金屬味、
　　　　鐵鏽味

油脂味：油膩、滑潤感、黏膩感

口腔感受：黏液感、稀薄的、包覆感、滋潤感

後味：清爽的、繚繞、包覆感

溫度：熱、冷、冰、暖

濕潤度：乾燥、濕潤

品水就如品評美食、美酒一般，除了香氣、視覺，最重要的是要表達出不同層次的口感體驗。我們可以從一開始喝水的溫度開始感受，一杯水是清涼的、常溫的，也可以品嘗礦物質多帶來黏稠或者苦澀的口感，或者低礦物質水的清透微甜。氣泡水多種類的氣泡感受以及口感，也能給予品水在用詞與表達上的許多練習！時常品嚐不同的礦泉水，就可以提高分辨與運用的能力唷！

米其林的選水之道

<u>1</u> 喝水，提升飲食質感

米其林餐廳評比進入台灣後，使得台灣優秀的餐飲水平被世界看見，更讓在地的美食追求者們不用出國，就可以享用與世界頂尖餐廳等級相當的美食，加上米其林必比登的公布，帶領更多人進一步的探索豐富美味的飲食與提升味蕾的享受。

在歐洲的米其林餐廳，餐廳會請品水師根據每季的菜單挑選、建議適合搭配菜單的飲水，就如同請品酒師挑選適合搭配酒類一樣，而這樣的習慣在台灣還不盛行。在歐洲，瓶裝水價格較高，當地人還是時常開玩笑說，有時候喝酒還更便宜！但是在歐洲的餐廳用餐，每桌一定會點上一瓶水做為用餐的搭配。沒有接觸品水以前，我也認為去餐廳吃飯，應該要選擇以酒來搭配餐食，不但能品嚐餐點的美味，還能享受美酒在口中的繚繞，實在是非常享受！成為品水師之後，實際走訪了好幾個米其林餐廳，才更了解了水在餐食與美酒之間扮演的微妙角色！

隨著米其林餐廳的增加，廚師們在餐食上的變化也更多元、更精進，許多餐廳甚至跳脫了傳統的料理方式，而口味上也更細緻、獨特。有別於傳統的法式、

義式或中式餐點的味道鮮明，現代的高級餐廳對於食材的原味、料理的技巧、甚至調味的運用都更加複雜、充滿巧思。每季品嚐廚師花費心思的展現新的菜單時，不只視覺、嗅覺都能帶給我豐富的享受外，更好奇入口會是什麼滋味？「品嚐」對我來說就如欣賞藝術品一般：如何感受食材的挑選？要怎樣才能真實的去感受廚師的創作想法？我是否清楚接收到他想表達的訊息？為何要用這樣的醬汁或是香料搭配？超越單純的好吃與不好吃，我當下更想知道：品味這件美味的藝術品，我是否有清楚了解它要表達的含意。我發現要了解到美味的本質，需要有純淨的味蕾來品味。

用餐時，水除了幫助解渴，在不同的菜色之間，需要利用喝水讓味蕾回歸到平衡點，這樣不但能將前一道菜殘留在口中的餘味清除乾淨，更能清楚的品嚐到廚師的用心，也能讓搭配的酒品更真實的表現原味！如何才能選擇一支合適的水呢？選水與餐食的選擇，與水的口味有直接的關係，對我來說，能夠讓味蕾回歸平衡點，讓食物、酒都有最真實的表現，就是一支最合適的餐水！

通常去餐廳，服務生會先問，你要喝氣泡水？還是一般水？還是礦泉水？在成為品水師之前，因為不了解

兩種水對用餐產生的變化,而不特別講究,現在反而覺得枉費了廚師的用心,因為透過了解水的特性,就能讓用餐更加分!

● 選擇礦泉水

礦泉水因為礦物質的多寡會產生不同口感,礦物質成分太低的水會呈現較甜的口味;而礦物質成分高的口味較為複雜,適中的礦物質因為口味較平衡,不會因為過度的鹹味或是苦味改變了餐食的口味。選擇礦泉水時,建議算一下礦泉水的 TDS,便可以知道礦泉水的口味是否會偏甜或是過於複雜。遇到油脂含量高的餐食,可以選擇含鈣的礦泉水,水中的鈣會產生些微的澀味,如同紅酒中單寧的作用,可以去除掉口中多餘的油脂味。

● 選擇氣泡水

氣泡水中的氣泡會帶給口腔刺激感,這樣的刺激感可以幫助喚醒味蕾,也能開啟食慾,在餐廳點上一杯氣泡水,不但感覺清涼,看著氣泡上升在視覺上也很享受,對我來說就像是一杯無酒精的香檳!品嚐複雜的餐食,可以考慮以氣泡水搭配。特別是遇到油膩、黏口的食物,氣泡水可以快速的洗刷味蕾,消除食物或醬汁附著在口中的黏膩感覺。但是氣泡水都會帶有不同程度的酸味,有時這樣的酸味會影響餐時的口感,

建議還是要了解當天會吃到的菜色，再來決定選擇氣泡的強度大小以及酸度大小。細緻的料理如：較清淡的法國菜或是日式割烹，就建議選擇氣泡小且酸度較低的氣泡水。氣泡水的酸度也會影響酒的口感，選擇上要特別注意。

● 一般水

餐廳提供一般的飲用水幾乎都是經過淨水器的過濾水。水質純淨，只留下些微的礦物質，但是符合一般人習慣的甘甜口感。水甘甜雖然好喝，但是在用餐時飲用過於甘甜的水，就好像一邊吃甜食、一邊用餐，盤中餐時的酸味會更明顯，而鹹味會增加、鮮甜味卻會下降，如果是吃海鮮的話，就覺得有點可惜了！

品水師需要了解各種礦泉水中礦物質的多寡與產地，氣泡水的口味以及含氣量等差異，來為廚師的菜單推薦適合搭配的水，使菜餚與餐水的搭配能相得益彰，也能使味蕾回到乾淨與平衡。但是最重要的還是要尊重客戶對於水的喜好與習慣，一瓶讓客戶覺得好喝的礦泉水需要符合三個條件：溫和的口感、沒有異味、並且能持續飲用。

2 在餐廳依照餐點選擇餐水

去餐廳用餐時要怎麼選擇適當的飲水呢？正式的餐水會與品酒會一樣，會依照每道菜的味道及調味不同，而選擇搭配餐點的水。但是大部分的餐廳，沒有多樣化的水類可以選擇，都是一瓶水整餐從頭喝到尾。最簡單的原則，就是依照餐廳以及點餐的類型來選擇產地的水。如同地酒配地餐，地水也同樣可以搭配地餐。濃郁的義大利菜，可以選擇來自義大利，礦物質豐富的礦泉水的水搭配、法國菜選擇法國細緻的礦泉水搭配，而清淡的日本料理可以選擇日本出產較多的低礦物質水搭配。通常料理會根據當地的風土、產物特色製作，配合當地所產的礦泉水，不會出現太大的失誤與衝擊。不過，還是有許多巧妙的選水技巧可以增添餐水搭配的樂趣，提升用餐的精緻度。

● **法式料理**

法國菜口感豐富、醬汁細緻，適合選擇口味清淡的中、低礦物質含量的礦泉水，以免礦泉水的味道破壞了每道菜的口感。如果選擇氣泡水做搭配，則會選擇氣泡顆粒感較小的氣泡水，只需要輕度喚醒味蕾，而不過度刺激口腔，也可以輕易帶走醬汁的口味。

● 義式料理

義大利菜常含有番茄、橄欖油、起司、羅勒等口味較
重的食材，也時常運用火烤及燉煮的烹飪手法。在礦
泉水的選擇上，會選擇中等或中高礦物質含量的礦泉
水，避免水喝起來甜味太高而與重口味的食物產生拉
扯。也可以選擇帶微酸口味的氣泡水，不但喝起來不
會因為酸度影響口感，適當的酸度反而能使起司或是
肉類感覺不油膩、好吃。

● 日本料理

日本料理通常口味比較清淡，割烹、壽司、生魚片以
及天婦羅等料理都講究品嚐食材的原味。清淡口味的
料理，適合搭配中低礦物質的礦泉水，避免破壞食材
的口味。然而，當吃生魚片、壽司或天婦羅這些在入
口前才沾醬的料理時，要避免選擇過濾純水。如果飲
用純水，喝起來太甜的水反而會使入口的食物吃起來
感覺太鹹。而略帶鹹味的礦泉水或微酸味的氣泡水，
遇到生魚片及天婦羅這些沾醬料理，反而能引出食材
的甜味唷！

● 濃稠、甜膩的醬汁

濃稠的醬汁如：搭配牛排的肉汁、奶油、起司類型的
醬汁，以及中國菜常有的甜膩醬汁如：烤鴨甜麵醬、

紅燒肉、三杯雞，雖然都香濃好吃，卻都容易讓殘餘
的醬汁包覆在口腔與舌頭表面。這時如果來杯氣泡
水，就可以藉由氣泡來刺激口腔，並清除掉口中的黏
膩感，使味蕾回歸平衡點。

● 清淡類型的食物：沙拉、海鮮、雞肉

清淡的食物在餐水的選擇上需要特別的小心，避免破
壞食物原味。可以選擇搭配氣泡柔和細緻的氣泡水或
低礦物質水的無氣泡水，來避免水過重的味道或是氣
泡水過度的酸味影響食物的原味。

● 重口味食物：肉類、野味、辛香料強烈的料理

口味較重的餐點因為食物或是辛香料的風味豐富，適
合搭配中高礦物質水。礦物質在水中也會增添口感，
搭配重口味食物便能互相取得平衡。如果礦物質較
低，水喝起來會帶有甘甜味，與重口味食物會容易有
衝突感。

● 高油脂食物：牛排、漢堡、炸物等高油脂類
食物

高油脂的食物因為吃多會讓口中產生油膩感，建議搭
配氣泡水或是中高礦物質的礦泉水。氣泡水中的氣泡
刺激感，可以在喝下立即帶給口腔清爽的口感，微酸
的口味也會降低油膩度，讓人一口接一口。也可以選

擇喝起來帶有澀味的含鈣礦泉水，搭配食物飲用，會讓口腔的油脂與殘留的味覺隨水中的澀味中和掉，就有如喝紅酒產生丹寧的感覺，所以對於不喝酒的客人，含鈣礦泉水會是搭配紅肉的好選擇。

● 甜點

吃甜點時，糖分、奶油、餅皮都是容易黏著於口腔的成分，一般我會選擇氣泡水做搭配。吃到類似棉花糖或焦糖口感的時候，氣泡水更是容易帶走附著於舌頭與口腔的黏膩感。另外，吃甜食的時候，我會特別選擇含有碳酸氫鹽成分的水。因為碳酸氫鹽可以幫助中和胃酸、幫助消化，這樣才不會在大吃甜食後，感覺腹脹或胃食道逆流唷！

品水體驗：法國米其林餐廳選水通關密語 Orezza

在法國旅遊時，總是要去拜訪幾間米其林餐廳。去米其林餐廳用餐一坐下來，侍者就會來詢問：今日要飲用什麼水呢？通常沒有什麼選擇，只有 Sparkling or Still：氣泡水或是無氣泡的礦泉水。以前的我對水沒有特別研究，就看心情決定，通常我選擇氣泡水也只是因為不想點普通的水。而侍者拿來的氣泡水，有時候還會發現與別桌用的不一樣。當時就想說：難道是因為我不會法文，就沒有選擇的權利嗎？那我喝的水跟其他人有什麼不一樣呢？有一次我鼓起勇氣詢問侍

者，他回答我說：因為客人指定喝那個牌子，我才知道其實「水也有選擇」。

拿到品水師執照後，又有機會重遊法國，便想趁機了解一下米其林餐廳對於水的重視。法國有一支出名的氣泡水 Orezza，因為氣泡細緻無雜味，為名廚 Alain Ducasse 餐廳指定用水，而他是全世界擁有最多米其林星星餐廳的廚師。在他的餐廳點氣泡水，必定會送上這支擁有漂亮藍白瓶身的水。由於這是來自法國科西嘉島的水，又有名廚選用，於是我在法國去其他米其林餐廳用餐，也好奇在其他的餐廳是否會遇見這支水。印象最深刻的便是到日劇《東京大飯店》在法國取景、自 1988 年持續得到米其林三星的餐廳 L'Ambroisie。當侍者問我要喝什麼水，出自於好奇，我便詢問他們是否有 Orezza 礦泉水，於是侍者就消失了好一會兒，過了幾分鐘，才雙手捧著藍色的 Orezza 詢問我：小姐，您點的水是這支水嗎？我看著 Orezza 說：對呀！為什麼不把這瓶水放在外面的移動吧台上讓客人選擇呢？我還以為沒有呢！侍者露出開心的眼光告訴我：小姐，您是行家！除了法國的客人外，其他客人對於水不是特別重視。我們這些水，只保留給特別講究的客人，只有客人詢問才拿出來。

於是，我便有了一頓與侍者開心交流的米其林饗宴。自此之後，我常告訴朋友，如果你去法國的米其林餐廳用餐，即便你不會講法文，不懂如何從複雜的酒單選擇好酒，只要會點上一瓶好水，便能讓侍者刮目相看，認為你是一位有品味的內行人，在米其林餐廳得到意想不到的尊敬！

3 泡茶的用水選擇

一杯茶的主要成分 90% 以上為水，水為茶之母，要
泡一杯好喝的茶，需要有好的水、才能帶出茶的好滋
味。陸羽在《茶經》中提到，山水上，江水中、井下
水，有趣的探討了因為地區而產生水質不同，在中國
古代就分辨出泉水—低礦物質水、江水—地面水體、
井水—地下水體分別對茶的影響。泡茶需要特別將水
加熱，若使用水質硬度高的水，因為鈣、鎂含量較高
而帶有石灰質以及碳酸氫鹽，在加熱後，二氧化碳蒸
發容易留下碳酸鹽以及雜質，使得水質不適合泡茶。

特別是細緻、帶有花香的高山茶、綠茶、清茶、低烘
焙的茶類，需要以低礦物的軟水泡茶，才能溫和的帶
出茶香。而茶味較重、重烘培等單寧味較重的茶類，
對水質限制就不如淡口味的茶一樣嚴謹，有時使用含
有不同礦物質的水來沖泡，還能撞擊出意想不到的香
氣與口感，增添泡茶的樂趣。若使用酸鹼值較低的水
（pH 7 以下）泡茶，會使茶湯較為清透，而酸鹼值
較高的水（pH 7 以上）容易使茶湯的表面產生薄霧
感。不過，自來水中帶有餘氯氣味的自來水不適合用
來泡茶！必須經過煮沸把水中多餘的氯氣排除，才不
會影響茶的香氣與滋味。

4 沖咖啡的用水選擇

喝咖啡的選擇現在越來越多，講究的咖啡豆、手法、溫度與水質都是成就一杯好咖啡的關鍵因素。水作為催化咖啡的重要配角，最合適的便是柔和中帶有些許礦物質成分的水。尤其是手沖咖啡時，水中與礦物質流動於咖啡粉中與空氣中，更能產生有趣的變化。

硬水中過多的鈣與鎂容易綜合咖啡的酸味，使咖啡的味道趨於平淡。而過軟的水質因為缺少礦物質，在高度滲透咖啡的接觸面，容易因為過度萃取而提高酸度或苦味。酸鹼值較低的水，容易強化咖啡的酸味，若遇到輕烘焙或是酸度較高的咖啡豆，便易讓酸味主導了一杯咖啡的口感。鹼性礦泉水若鈣、鎂含量高，容易抑制咖啡中的果香味，使咖啡少了厚度與香氣。

要沖出一杯好的咖啡，還是需要根據所選的咖啡豆，在低至中等 TDS 的礦泉水中做挑選，也許每支獨一無二的咖啡豆，都需要適合自己的礦物質含量與溫度，才能完美的呈現。以不同的水質來發掘一支咖啡豆的面貌，是非常有趣的探索！

5 品酒的用水選擇

水可以清潔味蕾,尤其是在用餐時若與酒搭配,更需要在品嚐食物與酒之前,利用水清潔、並喚醒味蕾,與上一道菜做區隔。除了海鮮搭配爽口的白酒可以讓海鮮更鮮甜,白酒更香濃。吃了油脂豐富、或是含奶油等黏膩濃稠的醬汁後,食物會附著在口中,搭配適當的紅酒,可以中和油脂使餐與酒的感受更升級。當要品嚐下一道菜或是下一杯酒,水便在餐與餐之中扮演重要的轉換角色,幫助味蕾歸零。

在德國上品水課時,可以用來搭配的礦泉水種類繁多,品水師也要學習利用選擇不同礦物質的水搭配葡萄酒,透過礦泉水的口味改變味蕾的感受,進而調整紅酒喝起來的口味,讓喝入口中的酒可以感覺更甜、更爽口,或者使酸味、澀味較重的葡萄酒降低喝起來的酸澀感,使酒變得好喝。改變味蕾的感受就像夏天吃西瓜時,如果加了一點鹽,西瓜吃起來會更甜的道理一樣。如果在餐廳點了一支酒,口味卻不如預期想要的口味,或是不符合當天客人的偏好,就可以請品水師挑選一支用來搭配的礦源水,稍微改變味蕾感受,就可以間接調整葡萄酒的口味了!

當我選擇搭配葡萄酒的餐水，會特別注意選擇含有些許礦物質、不偏甜、中低礦物質含量且味道不會過重的水。市面上也有品牌開發特別用來搭配飲酒、含有不同礦物質高低組合的礦泉水，分別用來搭配紅酒、白酒，希望讓酒的口味可以更美味。但我個人喜歡體驗每支酒的原本風味，不希望味道被輕易改變，便會尋找對於味蕾影響最小的餐水來搭配。在餐廳，如果當天準備喝紅、白酒，我會選擇 Acqua Panna 作為搭配，是我目前在餐廳容易找到、而又較不影響葡萄酒口感。而我較少在喝酒時搭配酸度高的氣泡水，酸味會影響酒中的單寧變的更苦澀、口味更酸，失去其他原本的風味。

搭配威士忌，不論是要加入酒中或是搭配一起飲用，建議使用低礦物質水，以免礦物質干擾酒原本的香氣與口感。在歐洲因為鄰近極地圈及高山地形，在酒吧或餐廳點威士忌的時候，會附上一小瓶冰河水或是融冰水，以乾淨的口感來呈現威士忌的香醇。

製作調酒可以選擇多樣化的礦泉水，不同的礦物質而產生不同質地的礦泉水，遇到不同的基底酒，也會有不同的化學變化。氣泡水在調酒中也經常使用到，其中帶有二氧化碳的氣泡除了添加口感之外，更能將加入調配的水果、香料滋味催化得更明顯，風味更能融

合、提升。

品水體驗：沒有味道的水

有一次受邀幫一間礦泉水公司做教育訓練，當天除了帶領大家學習品水，透過品水讓公司同仁們更了解自家礦泉水的特色，同時也一起喝了許多競爭品牌的礦泉水。一邊喝，一邊討論各家的口感跟差異在哪裡。有的濃稠，有的清爽，有的微酸，各有特色。課後，其中一支礦泉水的產品經理來跟我詢問：「老師，我負責的礦泉水喝起來沒有味道、沒有特色，我要怎麼介紹它呢？這樣的水，到底賣點在哪裡？」

她問的這支水，正好是我每次上課都會準備的一支礦泉水。這支礦泉水的特色，就是沒有明顯的味道，口感清爽。我告訴她：「沒有特色，就是這支水最大的特色呀！就是因為它沒有特別的味道，完全不會干擾味蕾以及其他配餐的食物，是在餐廳選擇餐水最安全的選擇！而我每次上課，都會準備這瓶礦泉水，因為它是最好的對照礦泉水，也最能幫助去除口中的味道，讓味蕾回歸到原點。」

同場加映 在生活中鍛鍊品水的敏銳度

生活中每天都有品水的機會，你有好好把握嗎？我們每天飲水的次數，要比用餐的次數還多，偶爾選擇一些不一樣的礦泉水，就可以有不同的飲水感受。品水的三個重要的步驟：觀看、嗅聞、品嚐，每當喝一杯水，都可以放慢速度反覆練習這三個步驟。即使飲用水在平時容易取得，也要透過品水的練習，檢視自己每喝的一杯水是否都安全健康。

品水是多重感官的體驗，過程需要沉澱心思、展開自己的感官，如同欣賞藝術品一般來發掘水細節。不同的礦泉水又如不同的藝術品，如何品味大自然透過時間帶來的珍貴創作，要透過眼睛、鼻子與味蕾同步去欣賞、發掘。多比較不同礦泉水，就更能感受到其中明顯的差異，而餐與水的搭配，就像是大師聯手的創作了。

水的味道比其他的飲品、食物都淡，要訓練品水的敏銳度除了品味每天喝的水以外，其他的飲品、食物也可以增加味蕾的體驗，使味蕾與大腦接收的感覺變得更加豐富。平時除了品水，我也會嘗試各種不同的食物以及辛香料，隨著香氣與味覺的經驗增加，再分辨起各種口味也會變得更敏銳。這些練習不見得需要高

第六章 用水提升飲食口感 米其林的選水之道

級的餐廳及食材，偶爾吃小吃攤也會發現，不同的餐點會搭配特定的香料或配菜來凸顯特殊的味道幫美味加分，或者是讓食物產生平衡的和諧感。當然，偶爾也可以到高級的餐廳，利用品嚐廚師精心烹製的食物來吸取廚師搭配上的經驗以及創造給予味蕾的感受。在多品味不同的礦泉水與餐點後，也可以開始如同藝術家一般，學習如何自己創作，以及搭配美食、美酒與水！

每次辦餐水會，我會與廚師一起討論菜單，都是希望能一起追求餐與水兩者之間相輔相成的表現，讓互相搭配的菜餚或酒品能更出色，這也是由品水師選擇用餐水的重要目的。每一場餐會，都要仔細思考要呈現什麼樣感受給客人，在味蕾的驚喜與平衡之中做拿捏。透過品水鍛鍊自己的味蕾，可以放寬你的感受力，接收身體發出的訊號，也能增進平日欣賞事物的觀察力。透過細緻的嗅覺、味覺流動，讓你不只在了解水後變得更健康，對於品味餐、酒、茶、咖啡的解析度也能提升。學會品水，你將成為生活中真正的品味家！

參考資料

1.Doemens Water Sommelier Program Lecture Note 2018

2.Batmanghelidj, F., Water: for health, for healing, for life: you are not sick, you're thirsty!, Grand Central Life & Style, 284, 2003

3.Murad, H. The Water Secret, Wiley 272, 2010

4. 張明玉《水是百藥之王》新 BOOK HOUSE，303，2018

5.S.Ballantyne, The Paleo Approach, Victory Belt Publishing, 432, 2014

6.Anthony William《醫療靈媒：慢性與難解疾病背後的秘密，以及健康的終極之道》方智出版社，473，2016

7.Unicef, One in five children globally does not have enough water to meet their everyday needs – UNICEF, https://www.unicef.org/press-releases/one-five-children-globally-does-not-have-enough-water-meet-their-everyday-needs, 2021/3/17

8.J.Rethy, Choose Water for Healthy Hydration, https://www.healthychildren.org/English/healthy-living/nutrition/Pages/Choose-Water-for-Healthy-Hydration.aspx, 2020/1/27

9.Wikipedia, Water intoxication, https://en.wikipedia.org/wiki/Water_intoxication, 2020/8/16

10. Arlene Semeco,MS, RD, Medical News Today, What happens if you drink too much water, https://www.medicalnewstoday.com/articles/318619, 2020/5/14

11.National Institute of Diabetes and Digestive and Kidney Diseases, Your Kidneys & How They Work, https://www.niddk.nih.gov/health-information/kidney-disease/kidneys-how-they-work, 2018/6

12. Ivan Tack, MD, PhD, Nutrition Today, Effects of Water Consumption on Kidney Function and Excretion, https://journals.lww.com/nutritiontodayonline/fulltext/2010/11001/effects_of_water_consumption_on_kidney_function.10.aspx, 2010/11

13. BrainMD Life, What are the benefits of drinking water, https://brainmd.com/blog/6-amazing-health-benefits-of-drinking-water/, 2019/10/1

14.G.Oeltzshner, National Library of Medicine, Use of quantitative brain water imaging as concentration reference for J-edited MR spectroscopy of GABA, https://pubmed.ncbi.nlm.nih.gov/27109486/, 2016/4/13

15.Kidney Research UK, Hydration for kidney health, https://kidneyresearchuk.org/kidney-health-information/living-with-kidney-disease/how-can-i-help-myself/hydration-for-kidney-health/

16. National Kidney Foundation, Can Dehydration Affect Your Kidneys? https://www. kidney.org/newsletter/can-dehydration-affect-your-kidneys, 2018/4/16

17.European Society of Cardiology, Drinking sufficient water could prevent heart failure, https://www.escardio.org/The-ESC/Press-Office/Press-releases/Drinking-sufficient-water-could-prevent-heart-failure, 2021/8/24

18.Natalie Silver, Healthline, Why Is Water Important? 16 Reasons to Drink Up, https://www.healthline.com/health/food-nutrition/why-is-water-important, 2020/6/30

19. Kris Gunnars, BSc, Healthline, How much water should you drink per day? https://www.healthline.com/nutrition/how-much-water-should-you-drink-per-day, 2020/11/5

20. James Roland, Healthline, Hard Water vs. Soft Water: Which One Is Healthier? https://www.healthline.com/health/hard-water-and-soft-water2019/7/30

21. Rena Goldman, Healthline, Alkaline Water: Benefits and Risks, https://www.healthline.com/health/food-nutrition/alkaline-water-benefits-risks, 2019/5/30

22. USGS, Water Science School, The Water in You: Water and the Human Body, https://www.usgs.gov/special-topic/water-science-school/science/water-you-water-and-human-body?qt-science_center_objects=0#qt-science_center_objects

23. Claire Sissons, Medical News Today, What is the average percentage of water in the human body?, https://www.medicalnewstoday.com/articles/what-percentage-of-the-human-body-is-water, 2020/5/27

24. Chloe Tejada, Huffpost Canada, Drinking More Water Will Improve Your Mood, Concentration, And Memory, https://www.huffingtonpost.ca/entry/drink-more-water_ca_5dd80226e4b0913e6f6b650b, 2019/11/22

25. Centers for Disease Control and Prevention (CDC), Get the Facts: Drinking Water and Intake, https://www.cdc.gov/nutrition/data-statistics/plain-water-the-healthier-choice.html, 2020/12/3

26. Centers for Disease Control and Prevention (CDC), Choosing Home Water Filters & Other Water Treatment Systems, https://www.cdc.gov/healthywater/drinking/home-water-treatment/water-filters.html, 2020/8/4

27. Centers for Disease Control and Prevention (CDC), Water-related Diseases and Contaminants in Public Water Systems, https://www.cdc.gov/healthywater/drinking/public/water_diseases.html, 2014/4/7

28. Centers for Disease Control and Prevention (CDC), Commercially Bottled Water,

https://www.cdc.gov/healthywater/drinking/bottled/index.html, 2020/10/28

29. Centers for Disease Control and Prevention (CDC),Water and Healthier Drinks, https://www.cdc.gov/healthyweight/healthy_eating/water-and-healthier-drinks.html, 2021/1/12

30. CNS12700 包裝礦泉水標準 https://www.antpedia.com/standard/pdf/67.160.20/C1270000_838.pdf

31. CNS12852 包裝飲用水標準 https://m.antpedia.com/standard/pdf/67.160.20/1704/C1285200_781.pdf

32. 臺北自來水事業處，淨水場處理流程，https://www.water.gov.taipei/cp.aspx?n=360E42FDB19DF7E2，2019/9/2

33. 水污染防治法，全國法規資料庫，https://law.moj.gov.tw/LawClass/LawAll.aspx?pcode=O0040001，2018/6/13

34. 台灣環境資訊協會，水污染：嚴重影響生活環境與國民健康，https://e-info.org.tw/column/eccpda/2004/ec04042701.htm

35. 行政院環保署全國環境水質監測資訊網，軟水和硬水，https://wq.epa.gov.tw/EWQP/zh/Encyclopedia/WaterKnowledge/Pedia_10.aspx

36. 行政院環保署全國環境水質監測資訊網，地下水污染的來源有哪些？ https://wq.epa.gov.tw/EWQP/zh/Encyclopedia/WaterKnowledge/Pedia_17.aspx

37. 行政院環保署飲用水全球資訊網，飲水文宣，https://dwsiot.epa.gov.tw/ad_article_list

38. 行政院環保署飲用水全球資訊網，包盛裝水，https://dwsiot.epa.gov.tw/management_article_list

39. 衛生福利部國民健康署，國人膳食營養入參考攝取量，https://www.hpa.gov.tw/Pages/Detail.aspx?nodeid=544&pid=725，2021/06/15

40. 王芊淩，多喝水讓兒童更聰明！研究：飲水提升「一心多用」的認知功能，Heho健康 https://heho.com.tw/archives/87520，2021/5/22

41. 盧映慈，研究：讓大腦增快14%！「喝水」有3大好處，還能排毒、減肥，Heho健康 https://heho.com.tw/archives/73350，2020/3/16

42. 7大身體指標 提醒你：水喝夠了沒？康健網站編輯整理 https://www.commonhealth.com.tw/article/77259，2018/5/17

最高喝水法 / 陳君潔作 . -- 初版 . -- 臺北市：時報文化出版企業股份有限
公司 , 2021.09 面；　公分
ISBN 978-957-13-9399-5（平裝）
1. 水 2. 健康法
411.41　　　　　　　　　　　　　　　　　　　110014182

最高喝水法

台灣首席品水師教你正確喝水，深度改變健康與生活

作者	陳君潔
設計	Rika Su
主編	楊淑媚
校對	陳君潔、楊淑媚
行銷企劃	謝儀方
協力製作	Nydia Lin

第五編輯部總監	梁芳春
董事長	趙政岷
出版者	時報文化出版企業股份有限公司
	108019 台北市和平西路三段二四〇號七樓
發行專線	（02）2306—6842
讀者服務專線	0800—231—705、（02）2304—7103
讀者服務傳真	（02）2304—6858
郵撥	19344724 時報文化出版公司
信箱	10899 臺北華江橋郵局第 99 信箱
時報悅讀網	http://www.readingtimes.com.tw
電子郵件信箱	yoho@readingtimes.com.tw
法律顧問	理律法律事務所　陳長文律師、李念祖律師
印刷	勁達印刷有限公司
初版一刷	2021 年 9 月 17 日
初版三刷	2021 年 10 月 20 日
定價	新台幣 350 元

時報文化出版公司成立於一九七五年，並於一九九九年股票上櫃公開發行，於
二〇〇八年脫離中時集團非屬旺中，以「尊重智慧與創意的文化事業」為信念。

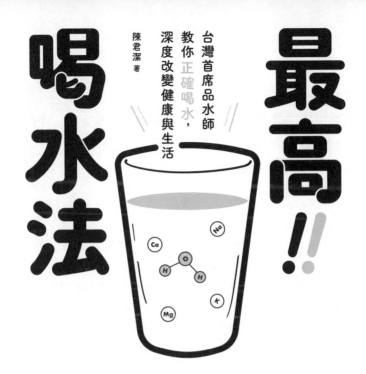

陳君潔 著

台灣首席品水師
教你正確喝水，
深度改變健康與生活

最高！！喝水法

對摺線

※ 請對摺黏封後直接投入郵筒，請不要使用釘書機。

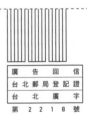

廣	告	回	信
台 北 郵 局 登 記 證			
台	北	廣	字
第 2 2 1 8 號			

時報文化出版股份有限公司

108019 台北市和平西路三段 240 號 7 樓

第五編輯部 優活線 收

《最高喝水法》

抽獎回函

請完整填寫本回函資料，並於 2021.11.22 前（以郵戳為憑）寄回時報出版社，即可參加抽獎，有機會獲得 **Sodastream Source** 氣泡水機（紅）乙台。

共抽出 2 名讀者，數量有限，請盡速填寫後寄出。

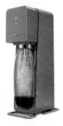

Sodastream Source
氣泡水機（紅）
定價：5500 元／台

活動辦法

❶ 請沿虛線剪下本回函，填寫個人資料，對摺黏封後直接投入郵筒（請勿使用釘書機），將抽出 2 名讀者。 ❷ 於 2021.12.03 **「優・悅讀」** FB 粉絲頁公布得獎名單，並由專人通知得獎。 ❸ 若於 2021.12.10 前出版社未能聯絡上得獎者，視同放棄。

------------------------------ 讀者資料 ------------------------------

讀者資料（請務必完整填寫並可供辨識，以便通知活動得獎以及相關訊息）

姓名：　　　　　　　　　　　□先生 □小姐

年齡：

職業：

聯絡電話：(H)　　　　　　　　　(M)

地址：□□□

E-mail：

注意事項：1. 本回函不得影印使用 2. 時報出版保有活動辦法變更之權利 3. 本抽獎活動若有其他疑問，請洽 (02)2306-6600#8240 謝小姐